中医基础理论图表全解丛书

《内经选读》
图表全解

梁永林 主编

全国百佳图书出版单位
中国中医药出版社
·北 京·

图书在版编目（CIP）数据

《内经选读》图表全解 / 梁永林主编 . -- 北京：
中国中医药出版社 , 2024.4
（中医基础理论图表全解丛书）
ISBN 978-7-5132-8608-4

Ⅰ . ①内… Ⅱ . ①梁… Ⅲ . ①《内经》—中医学院—
教材 Ⅳ . ① R221

中国国家版本馆 CIP 数据核字 (2023) 第 251228 号

中国中医药出版社出版

北京经济技术开发区科创十三街 31 号院二区 8 号楼
邮政编码　100176
传真　010-64405721
河北省武强县画业有限责任公司印刷
各地新华书店经销

开本 880×1230　1/32　印张 13.25　字数 243 千字
2024 年 4 月第 1 版　2024 年 4 月第 1 次印刷
书号　ISBN 978 - 7 - 5132 - 8608 - 4

定价　48.00 元
网址　www.cptcm.com

服 务 热 线　010-64405510
购 书 热 线　010-89535836
维 权 打 假　010-64405753

微信服务号　zgzyycbs
微商城网址　https://kdt.im/LIdUGr
官 方 微 博　http://e.weibo.com/cptcm
天猫旗舰店网址　https://zgzyycbs.tmall.com

如有印装质量问题请与本社出版部联系（010-64405510）
版权专有　侵权必究

中医基础理论图表全解丛书

《内经选读》图表全解
编 委 会

主　编　梁永林

副主编　李智慧　徐胤聪　田永衍

编　委　（以姓氏笔画为序）

孔令娟　田　晶　任红艳　刘　苗

刘梦雅　芦文娟　李广远　李兰珍

李宬钰　李润法　张向玉　张李香

张禄璐　张瑞娟　尚立宇　周　琦

赵琳娜　荀敏奇　段晓龙　郭铭嘉

前　言

　　《黄帝内经》是现存最早的中医典籍，古人称之为"奉生之始，医道之宗"，因此自古以来就是学习、研究中医的必读之书。然而对初学者来说《黄帝内经》（以下简称《内经》）原文卷帙浩繁，短时间内难以掌握。中医药院校的内经选读课程即为引导学生学习《内经》而设，为中医学及其相关专业本科生的必修课。《内经》是两千多年前的著作，正如王冰所说："其文简，其意博，其理奥，其趣深。"因此内经选读课不但对本科生来说难于学习，对于讲授教师尤其是初登讲坛的教师来说将其讲明也非易事，因此我们编写了这本《〈内经选读〉图表全解》。

　　本书以全国中医药行业高等教育"十四五"规划教材《内经选读》为蓝本，按照教材的上篇绪论和下篇的哲学思想、藏象、经络、病因病机、病证、诊法、论治、摄生为编写脉络，对教材中选用的经典原文依次校注、提要、图表解。书中带☆号条文为本科生重点学习和掌握的条文，其中也包括了中医执业医师考试规定条文和研究生考试重点参考条文。校注部分对教材中的校注有所补充、完善；提要部分总结本段经文的要点、核心观点等；图表解主要是以思维导图揭示条文的底层逻辑关系。书中所做之思维路线图，注重阐释经文的内在逻辑联系，尽量避免与市面上所见《内经选读》图表类书籍雷同，力求推陈出新。

本书在编撰时尊重《内经》学术界传统认识，在此基础上不乏对经典原文具有新意的思维图解，目的是使读者阅读之后方便理解，以解决学生学习和教师备课中可能遇到的理解难题。

本书不仅有助于大学本科生学习理解《内经》原文，对参加研究生考试、医师资格考试、卫生职称晋升也具有辅助理解的作用，而且对于中医药院校讲授内经选读课程的教师备课也具有重要的启发作用。

然而由于时间紧迫和我们的理解水平所限，书中难免还有不足之处，诚恳希望读者和同行专家批评指正，以便今后改进提高。

甘肃省《黄帝内经》教学团队

《〈内经选读〉图表全解》编委会

2023 年 12 月

目　录

上　篇

下 篇

上 篇

第一章 《内经》的作者与成书年代

第一节 关于作者

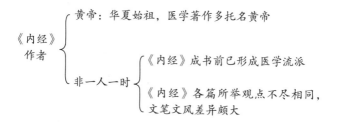

《内经》
作者
- 黄帝：华夏始祖，医学著作多托名黄帝
- 非一人一时
  - 《内经》成书前已形成医学流派
  - 《内经》各篇所举观点不尽相同，文笔文风差异颇大

第二节 成书年代

成书年代判定
- 上限——《史记》成书
- 下限——《七略》成书

→ 《内经》成书时间应当在西汉中后期

第三节 流传定稿

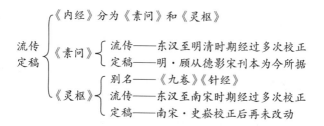

流传定稿
- 《内经》分为《素问》和《灵枢》
- 《素问》
  - 流传——东汉至明清时期经过多次校正
  - 定稿——明·顾从德影宋刊本为今所据
- 《灵枢》
  - 别名——《九卷》《针经》
  - 流传——东汉至南宋时期经过多次校正
  - 定稿——南宋·史崧校正后再未改动

第四节　书名含义

$$书名含义\begin{cases}内：偏重理论 \\ 经：常道，规范 \\ 《素问》\begin{cases}平素之问答 \\ 太素之问\end{cases} \\ 《灵枢》\begin{cases}受道教思想影响 \\ 神灵之枢要\end{cases}\end{cases}$$

第二章 《内经》的注家与注本

第一节 类分注解

类分注解
├─ 全文注
│   ├─ 《黄帝内经太素》
│   │   ├─ 作者——唐·杨上善
│   │   ├─ 内容——将《内经》内容分为 19 类，每类又分为若干篇并注释
│   │   └─ 特点——开创《内经》全文类分研究之先河
│   └─ 《类经》
│   ├─ 作者——明·张介宾
│   ├─ 内容——将《内经》内容分为 12 类
│   └─ 特点——运用诸多知识对《内经》加以训释，并结合临床；现存最全类分注解《内经》的著作
├─ 择要注
│   ├─ 《读素问钞》
│   │   ├─ 作者——元·滑寿
│   │   ├─ 内容——将《素问》内容分为 12 类
│   │   └─ 特点——首创择要类分研究
│   ├─ 《内经知要》
│   │   ├─ 作者——明·李中梓
│   │   ├─ 内容——将《内经》重要经文分为 8 类
│   │   └─ 特点——内容简洁精练，释文浅近易懂
│   └─ 《素问灵枢类纂约注》
│   ├─ 作者——清·汪昂
│   ├─ 内容——将《内经》精要条文分为 9 类
│   └─ 特点——语简义明
└─ 调整篇次注
    ├─ 《医经读》
    │   ├─ 作者——清·沈又彭
    │   ├─ 内容——将《内经》条文分为平、病、诊、治 4 类
    │   └─ 特点——类分注解《内经》最简要版本
    ├─ 《素问悬解》《灵枢悬解》
    │   ├─ 作者——清·黄元御
    │   ├─ 内容——重新编次原文
    │   └─ 特点——注文条理分明，详略得当
    └─ 《素问经注节解》
        ├─ 作者——清·姚绍虞
        ├─ 内容——分内外篇
        └─ 特点——发挥经文，多有创见

第二节　随文注解

随文注解
- 单注
  - 《黄帝内经素问》
    - 作者：唐·王冰
    - 内容
      - 重新编次为 24 卷
      - 补入 7 篇大论
    - 特点
      - 注释条理缜密，释词简而有法，多有理论发挥
      - 道家思想浓厚
  - 《素问吴注》
    - 作者：明·吴崑
    - 内容：注释、删节、补正王冰本而成
    - 特点：临床经验丰富；多有理论发挥
  - 《素问直解》
    - 作者：清·高世栻
    - 内容：直疏经旨，对衍文、错简、讹字常直简原文
    - 特点：明白晓畅，要言不繁，眉目清楚
  - 《素问释义》
    - 作者：清·张琦
    - 内容：集合林亿、黄元御、章合节等几家校注
    - 特点：注释精练，多有发挥
- 全注
  - 《素问注证发微》《灵枢注证发微》
    - 作者：明·马莳
    - 内容：调整为 9 卷 81 篇，每篇分章节注证
    - 特点：所注《灵枢》深得后人称许
  - 《素问集注》《灵枢集注》
    - 作者：清·张志聪
    - 内容：全文注解
    - 特点：多人注释、以经解经、重视气化学说
  - 《素问识》《灵枢识》
    - 作者：日本·丹波元简
    - 内容：全文注解
    - 特点：选前人精注，对有分歧之处做评论；阐述旁征博引，逻辑性强

第三节　校勘训诂

校勘训诂
├─ 北宋·林亿《新校正》
│   ├─ 考证王冰本《素问》与全元起本的对应关系
│   ├─ 首次提出《素问》7篇大论为王冰补入
│   └─ 修正谬误6000余处，增字注义2000余条
│
├─ 清·胡澍《素问校义》
│
├─ 清·俞樾《内经辨言》
│
├─ 清·于鬯《香草续校书·黄帝内经素问》
│
├─ 清·顾观光《素问校勘记》《灵枢校勘记》
│
├─ 清·陆懋修《内经难字音义》
│
└─ 清·江有诰《素问灵枢韵读》

第三章 《内经》理论体系的形成发展与学术特点

第一节 形成条件

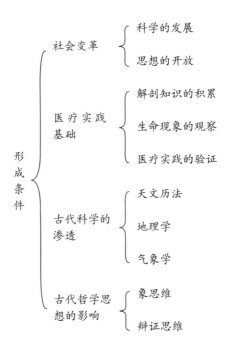

形成条件
- 社会变革
  - 科学的发展
  - 思想的开放
- 医疗实践基础
  - 解剖知识的积累
  - 生命现象的观察
  - 医疗实践的验证
- 古代科学的渗透
  - 天文历法
  - 地理学
  - 气象学
- 古代哲学思想的影响
  - 象思维
  - 辩证思维

第二节 主要内容

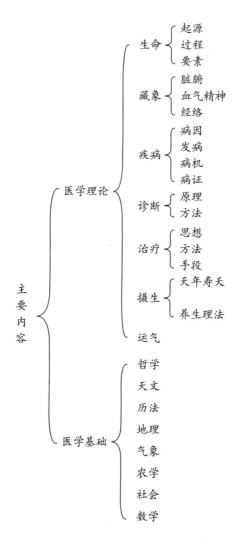

第三节 学术特点

学术特点 {
从功能角度把握生命规律

从整体角度把握生命规律

从运动变化角度把握生命规律

从和谐平衡角度把握生命规律
}

第四章 《内经》的重要地位与研读要领

第一节 重要地位

重要地位 $\begin{cases}$
构建了中医学完整的理论体系框架
确立了中医学特有的思维方法
形成了中医学不断发展的内在动力
奠定了医家临证之重要指南
成为中华优秀传统文化的瑰宝
$\end{cases}$

第二节 研读要领

研读要领 $\begin{cases}$
注意《内经》与中医基础理论的区别
留心《内经》各家学说性质
重视《内经》文字校勘
善于博览诸家注本精华
加强《内经》理论与临床的结合
$\end{cases}$

下 篇

第一章　哲学思想

第一节　精气

【原文】

☆ 1101 故在天爲氣，在地成形，形氣相感而化生萬物矣。然天地者，萬物之上下也；左右者，陰陽之道路也；水火者，陰陽之徵兆也[1]；金木者，生成之終始也[2]。氣有多少，形有盛衰，上下相召而損益彰矣。

(《素問·天元紀大論》)

【校注】

[1] 水火者，阴阳之征兆也：阴阳无形不可见，但水火有形可见，水火表现的征象可以鲜明地体现出阴阳的属性。

[2] 金木者，生成之终始也：木主春，春季万物始生，故曰始。金主秋，秋季万物收成，故曰终。万物生发于木，收成于金，故曰生成之终始。

【提要】

此条经文主要阐述了天地形气阴阳相感化生万物的原理。万物化生之后存在于天地之间，遵从自然界四时阴阳五行的规律运行。

【图表解】

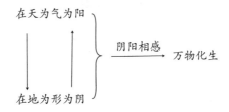

图 1-1-1　形气相感万物化生图

【原文】

☆ 1102 太虛廖廓[1]，肇基化元[2]，萬物資始[3]，五運終天[4]，布氣眞靈[5]，摠統坤元[6]，九星[7]懸朗，七曜[8]周旋。曰陰曰陽，曰柔曰剛[9]，幽顯既位[10]，寒暑弛張[11]，生生化化[12]，品物咸章[13]。

(《素問·天元紀大論》)

【校注】

[1] 太虛廖廓：宇宙苍茫辽阔，无边无际。太虚，宇宙。廖廓，即辽阔。

[2] 肇基化元：廖廓无边的宇宙充满了元气，元气为万物生化之本原。肇，开始。基，基础。化元，化生万物之始。

[3] 万物资始：万物凭借所获得的元气开始化生、生化。

［4］五运终天：五运之气在宇宙间运行，终而复始，亘古不变。五运，指木火土金水五气。

［5］布气真灵：元气布散于天地之间，赋予万物生命，万物禀气含灵。

［6］揔统坤元：太虚元气总统大地万物的生命。坤元，指大地上的生命。揔，同"緫"，即总领、统领。

［7］九星：古代天象中的星名，指天蓬、天芮、天冲、天辅、天禽、天心、天任、天柱、天英等星。

［8］七曜：古称日、月与木、火、土、金、水五星为七曜，或指北斗七星。

［9］曰阴曰阳，曰柔曰刚：九星照耀大地，七曜运转不休，因而产生了自然界四时阴阳、昼夜寒暑，以及大地上具有刚柔不同性质的物类。

［10］幽显既位：白天黑夜固定。幽，属阴，指黑夜。显，属阳，指白昼。既位，已经确定其位置。

［11］寒暑弛张：四季往来循环。寒暑，代指四季。弛张，往来。

［12］生生化化：万物浮沉于天地之间，不断经历生长壮老已的生化过程。

［13］品物咸章：自然界万物的各种变化都展现出来。品，众多。章，同"彰"，昭彰显著，展现，呈现。

【提要】

此条经文从气一元论角度阐释了太虚元气化生宇

宙万物的过程，以及万物在太虚元气的作用下生成、
发展、变化，周而复始不断生化的过程。

【图表解】

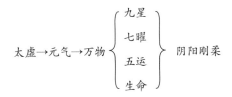

图 1-1-2　太虚化生万物

【原文】

1103 帝曰：氣始而生化，氣散而有形，氣布而
蕃育，氣終而象變[1]，其致一也[2]。然而五味所
資[3]，生化有薄厚，成熟有少多，終始不同，其故
何也？

岐伯曰：地氣制之也[4]，非天不生，地不長也。

（《素問·五常政大論》）

【校注】

[1] 象變：由气聚成形，气散则万物之象发生变
化。王冰曰："始，谓始发动；散，谓流散于物中；布，
谓布化于结成之形；终，谓终极于收藏之用也。故始
动而生化，流散而有形，终极而万象皆变也。"

[2] 其致一也：万物的生化消亡都是由气的运动
变化所主宰。姚绍虞曰："气至则生，气尽则死，天地
之间，一气而已。"

［3］资：禀受。

［4］地气制之也：五味生化的薄厚，成熟的多少、早晚，受在泉之气的制约。地气，指在泉之气。

【提要】

此条经文阐释了天地之气不同运行状态导致万物的生长盛衰，而饮食五味依靠司天之气和在泉之气的共同作用才能化生。

【图表解】

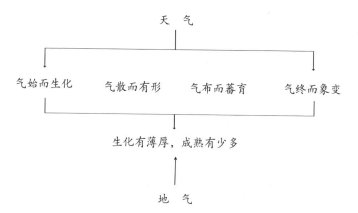

图 1-1-3 天地之气运化万物盛衰

【原文】

1104 岐伯曰：地爲人之下，太虚之中者也。

帝曰：馮乎？

岐伯曰：大氣舉之也。燥以乾之，暑以蒸之，風以動之，濕以潤之，寒以堅之，火以温之。故風寒在下，燥热在上，湿气在中，火游行其间，寒暑六入[1]，故令虚而生化[2]也。

（《素问·五运行大论》）

【校注】

［1］寒暑六入：指一年之中有风、寒、暑、湿、燥、火六气下临大地。寒暑，指一年的气候变化。六入，指六气下临大地如自外而入。

［2］令虚而生化：虚则寓气，六气方可出入升降其间，以致产生一年四季寒暑往来的迁移变化，而使大地生化万物。古人认为实则不能接受外来的事物，不接受外来的事物就不能生化，因为六气的影响能使大地生化万物，而时令则是空有其位，需靠气以生化，所以说"令虚而生化"。

【提要】

此条经文阐述了天地之间风、寒、暑、湿、燥、火六气的特性，并说明大地受此六气影响而化生万物。

【图表解】

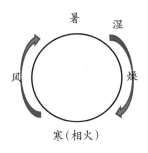

图 1-1-4　天地六气运行

【原文】

1105 岐伯曰：言天者求之本[1]，言地者求之位[2]，言人者求之氣交[3]。

帝曰：何謂氣交？

岐伯曰：上下之位，氣交之中，人之居也。故曰：天樞[4]之上，天氣主之；天樞之下，地氣主之；氣交之分，人氣從之，萬物由之。此之謂也。

（《素問·六微旨大論》）

【校注】

[1] 本：指风、寒、暑、湿、燥、火六气。

[2] 位：张介宾："位者，地之六步，木火土金水火是也。"

[3] 气交：天地之气上下进行交感的地方。吴崑："天地之气，上下相交，谓之气交。"

[4] 天枢：天地之气升降的枢纽。

【提要】

此条经文阐释了人处于天地气交之中，并受到天地气交影响的生命原理。

【图表解】

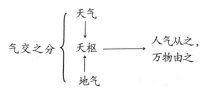

图 1-1-5　天地气交

【原文】

☆ 1106 帝曰：其升降何如？

岐伯曰：氣之升降[1]，天地之更用[2]也。

帝曰：願聞其用何如？

岐伯曰：升已而降，降者謂天；降已而升，升者謂地。天氣下降，氣流於地，地氣上升，氣騰於天。故高下相召，升降相因，而變作矣[3]。

（《素問·六微旨大論》）

【校注】

[1] 气之升降：天地之气的升降关系。

[2] 天地之更用：有天气的下降才有地气的上升，有地气的上升才有天气的下降，两者相互为用才能发挥正常的生化作用。张介宾："天无地之升，则不能降，地无天之降，则不能升，故天地更相为用。"

[3] 高下相召，升降相因，而变作矣：天气之气相互感召吸引，其升降互为因果，从而发生各种形气的变化。高下，指天地上下。相因，指互为因果。张介宾："上者必降，下者必升，此天运循环之道也。阳必召阴，阴必召阳，此阴阳配合之理也。故高下相召，则有升降，有升降则强弱相因而变作矣。"

【提要】

此条经文论述了天地之气的运动规律。天地之气升降更用，天气下降，地气上升，二者相互为用，共同推动了天地万物的生化过程。

【图表解】

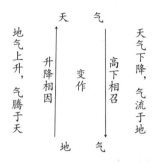

图 1-1-6　天地之气升降运行

【原文】

☆ 1107 岐伯曰：成败倚伏生乎动，动而不已，则變作矣。

帝曰：有期乎？

岐伯曰：不生不化，静之期也。

帝曰：不生化乎？

岐伯曰：出入廢則神機化滅[1]，升降息則氣立孤危[2]。故非出入，則無以生長壯老已[3]；非升降，則無以生長化收藏。是以升降出入，無器不有。故器者生化之字[4]，器散則分之，生化息矣。故無不出入，無不升降。化有小大，期有近遠[5]，四者[6]之有，而貴常守，反常則災害至矣。

（《素問·六微旨大論》）

【校注】

[1]出入废则神机化灭：人体之气和天地之气不能交通，则人体内的精神活动和身体机能就会消亡。出入，指人体和天地之气之间的出入运动；神机，指精神活动和生命的机能。张介宾："凡物之动者，气血之属也。皆生气根于身之中，以神为生死之主，故曰神机。然神之存亡，由于饮食呼吸之出入，出入废则神机化灭，而动者息矣。"

[2]升降息则气立孤危：如果人体之气的升降运动停止，则阴阳之气相互孤立，生命就会危险。升降，指人体内气的升降运动。气立，指人体与自然界之间气的出入运动。

[3]生长壮老已：指出生、成长、壮实、衰老、死亡，是对生命周期过程的概括。

[4]器者生化之宇：形体是生命气化作用的处所。器，有形之物。宇，处所。

[5]化有小大，期有近远：器大则生化大，寿命长则生化周期远。反之，则生化小，周期近。

[6]四者：升降出入。

【提要】

此条经文阐述了气的升降出入运动是生命运行的前提。气的升降出入又称神机、气立，是对生命内在气机运动和生命与外环境气机运动的概括，是生命存在必不可少的条件。

【图表解】

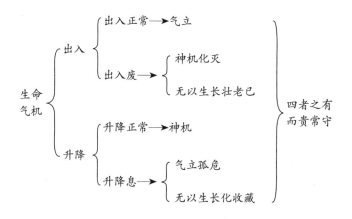

图 1-1-7　生命气机运行

【原文】

1108 天覆地載，萬物悉備，莫貴於人，人以天地之氣生[1]，四時之法成[2]。

（《素問·寶命全形論》）

【校注】

[1] 人以天地之气生：人因天地阴阳合气而化生。

[2] 四时之法成：人顺应四时变化规律以生存。张介宾曰："春应肝而养生，夏应心而养长，长夏应脾而养化，秋应肺而养收，冬应肾而养藏，故以四时之法成。"

【提要】

此条经文阐述了人由天地之气生成并顺从天地四

时之气而生存的天人关系。

【图表解】

人之生成 { 生于天地之气 / 成于天地四时之法 } 天地合气，命之曰人

图 1-1-8 人之生成

【原文】

1109 天氣通於肺[1]，地氣通於嗌[2]，風氣通於肝，雷氣[3]通於心，谷氣[4]通於脾，雨氣通於腎。六經爲川[5]，腸胃爲海[6]，九竅爲水注之氣[7]。以天地爲之陰陽，陽[8]之汗，以天地之雨名之；陽之氣，以天地之疾風名之。暴氣[9]象雷，逆氣象陽[10]。故治[11]不法天之紀，不用地之理，則災害至矣。

（《素問·陰陽應象大論》）

【校注】

［1］天气通于肺：杨上善："肺为四脏（肝心脾肾）之盖，是人之天，故天气通肺。"

［2］地气通于嗌：杨上善："咽中入食，以生五脏六腑，故地气通咽。"嗌，咽。

［3］雷气：火气。

［4］谷气：指土气。谷，山谷。

［5］六经为川：六经是人体气血循行的通路，取

象类比于自然界的河流。六经为手足太阳、阳明、少阳、太阴、少阴、厥阴经的合称。

［6］肠胃为海：肠胃容纳水谷，故为人体水谷之海。

［7］九窍为水注之气：张介宾："水注之气，言水气之注也，如目之泪，鼻之涕，口之津，二阴之尿秽皆是也。虽耳若无水，而耳中津气湿而成垢，是即水气所致。气至水必至，故言水注之气。"

［8］阳：郭霭春云："阳，当作人。"指人之汗与人之气。

［9］暴气：忿怒、暴躁之气。

［10］逆气象阳：比喻人体上逆之气如自然气候之久晴不降雨。阳，通"旸"，久晴不雨。

［11］治：养生与治疗。

【提要】

此条经文从"天人相应"的角度阐述人体五脏与天地之气通应的关系，从而为中医法天则地的治疗原则提供了理论依据。

【图表解】

天人相应
- 天气通于肺
- 地气通于嗌
- 风气通于肝
- 雷气通于心
- 谷气通于脾
- 雨气通于肾
- 六经为川
- 肠胃为海
- 九窍为水注之气
- 阳之汗为天地之雨
- 阳之气为天地之疾风
- 暴气象雷
- 逆气象阳

⟶ 治不法天之纪，不用地之理，则灾害至矣

图 1-1-9　天人相应

第二节　阴阳五行

【原文】

☆ 1201 黄帝曰：陰陽者，天地之道[1]也，萬物之綱紀[2]，變化之父母[3]，生殺之本始[4]，神明之府[5]也，治病必求於本[6]。

（《素問·陰陽應象大論》）

【校注】

[1] 天地之道：天地自然的最高法则和普遍规律。

[2] 纲纪：纲领。

[3] 父母：本原。

[4] 生杀之本始：生杀，事物产生于消亡；本始，本原。

[5] 神明之府：阴阳是自然万物运动变化规律的所在。神明，指自然万物运动变化的内在规律；府，处所。

[6] 本：此指阴阳。

【提要】

此条经文概括了阴阳是天地之间的最高规律，是自然万物及人运动变化的内在动力和本原；同时指出阴阳对指导中医临床治疗具有重要意义。

【图表解】

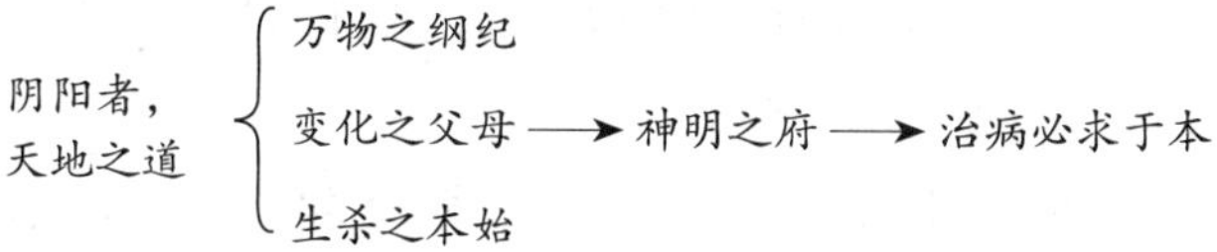

阴阳者，
天地之道
{
万物之纲纪
变化之父母 ⟶ 神明之府 ⟶ 治病必求于本
生杀之本始
}

图 1-2-1　阴阳者天地之道

【原文】

☆ 1201 故積陽爲天[1]，積陰爲地[2]。陰靜陽躁[3]，陽生陰長，陽殺陰藏[4]。陽化氣，陰成形[5]。寒極生熱，熱極生寒[6]。寒氣生濁，熱氣生清[7]。

清氣在下，則生飧泄[8]；濁氣在上，則生膜脹[9]。此陰陽反作[10]，病之逆從[11]也。

（《素問·陰陽應象大論》）

【校注】

[1]积阳为天：清阳之气积而成天。阳，清阳之气。

[2]积阴为地：浊阴之气积而成地。阴，浊阴之气。

[3]阴静阳躁：此言明阴阳之性质，阳性动，阴性静。

[4]阳生阴长，阳杀阴藏：此为互文。言明阴阳相互消长变化的关系及其作用，阴阳主万物的生长，又主万物的消亡。

[5]阳化气，阴成形：此言阴阳的功能。阳动而散，可将有形之物化为无形之气；阴静而凝，可将无形之气凝结为有形之物。

[6]寒极生热，热极生寒：张介宾："阴寒阳热，乃阴阳之正气。寒极生热，阴变为阳也；热极生寒，阳变为阴也……如人伤于寒则病为热，本寒而变热也；内热已极而反寒，本热而变寒也。故阴阳之理，极则必变。"

[7]寒气生浊，热气生清：张介宾："寒气凝滞，故生浊阴；热气升散，故生清阳。"

　　［8］飧（sūn）泄：病证名，腹泻物中带有不消化食物，即完谷不化的泄泻。

　　［9］䐜（chēn）胀：即胸腹胀满。

　　［10］阴阳反作：阴阳升降失常。

　　［11］逆从：偏义复词，指疾病由清阳浊阴分布逆常所致。

【提要】

　　此条经文主要阐述了阴阳对立制约和消长转化的相互关系，并以清阳浊阴为例阐述了飧泄、䐜胀的病机。

【图表解】

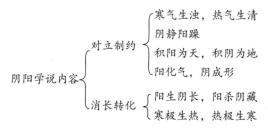

　　阴阳学说内容

　　对立制约　　寒气生浊，热气生清
　　　　　　　　阴静阳躁
　　　　　　　　积阳为天，积阴为地
　　　　　　　　阳化气，阴成形

　　消长转化　　阳生阴长，阳杀阴藏
　　　　　　　　寒极生热，热极生寒

图 1-2-2　阴阳属性

【原文】

　　☆1202 故清陽[1]爲天，濁陰[2]爲地；地氣上爲雲，天氣下爲雨[3]；雨出地氣，雲出天氣[4]。故清陽出上竅[5]，濁陰出下竅[6]；清陽發腠理[7]，濁陰走五藏[8]；清陽實四支[9]，濁陰歸六府[10]。

（《素問·陰陽應象大論》）

【校注】

［1］清阳：自然界中的轻清之气。

［2］浊阴：自然界中的浊阴之气。

［3］地气上为云，天气下为雨：地气为阴，天气蒸腾上升为云；天气为阳，地气收引，下降为雨。

［4］雨出地气，云出天气：天上所降之雨，源于被蒸发上升的地气；地气上升之后凝结而成的云，源于天气对地气的蒸发。

［5］清阳出上窍：清阳，指饮食水谷化生的精微物质。上窍，指耳、目、口、鼻等头面七窍。

［6］浊阴出下窍：浊阴，水谷糟粕。下窍，指前后二阴。

［7］清阳发腠理：清阳，指水谷精微中比较轻清的部分。腠理，即皮肤、肌肉的纹理与间隙。

［8］浊阴走五脏：浊阴，指水谷精微中比较浓稠的部分。走，充养之意。

［9］清阳实四肢：清阳，指水谷精气。实，充养。

［10］浊阴归六腑：浊阴，指水谷糟粕。归，传化。

【提要】

此条经文提出了阴阳互藏，阴阳之中复有阴阳的规律，并据此提出人体清阳浊阴升降出入分布理论，为后世调治脾胃升降失常提供了理论依据。

【图表解】

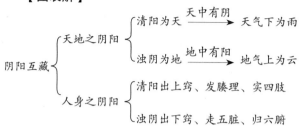

图 1-2-3　阴阳互藏

【原文】

☆ 1203 水爲陰，火爲陽，陽爲氣[1]，陰爲味[2]。味歸形，形歸氣[3]，氣歸精，精歸化[4]，精食氣，形食味，化生精，氣生形。味傷形，氣傷精[5]。精化爲氣，氣傷於味[8]。

（《素問·陰陽應象大論》）

【校注】

[1]气：指药物饮食之气。

[2]味：指药物饮食之味。

[3]味归形，形归气：药物饮食五味滋养形体，而形体的长养又依赖气化作用。归，前者为滋养之意，后者为依赖之意。形，指形体；气，指气化。

[4]气归精，精归化：药物饮食之气化生人体的阴精，而阴精又依赖气化而产生。气，药物、饮食之气。

[5]味伤形，气伤精：马莳："夫味归形而形食

味，则凡物之味，固所以养形也，然味或太过，适所以伤此形耳……气归精而精食气，则凡物之气，固所以养精也，然气或太过，故所以伤此精耳。"

[6]精化为气，气伤于味：阴精化生人体的元气，如果药物饮食之味太过也可以耗伤人体的元气。

【提要】

此条经文以药食气味属性及其与人体的形精气化之间的相互转化关系阐释了阴阳对立转化的属性，也是阴阳对立转化属性在药食气味中的应用。

【图表解】

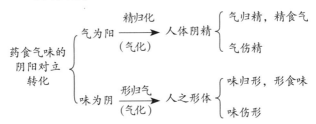

图 1-2-4　药食气味在人身转化

【原文】

☆1203 陰味出下竅，陽氣出上竅[1]。味厚者爲陰，薄爲陰之陽[2]。氣厚者爲陽，薄爲陽之陰[3]。味厚則泄，薄則通[4]。氣薄則發泄，厚則發熱[5]。壯火之氣衰，少火之氣壯[6]。壯火食氣，氣食少火[7]。壯火散氣，少火生氣。

（《素問·陰陽應象大論》）

【校注】

［1］阴味出下窍，阳气出上窍：凡药物饮食的味属阴，多沉降而走下窍；凡药物饮食的气属阳，多升散而达上窍。

［2］味厚者为阴，薄为阴之阳：味为阴，味厚者为阴中之阴（纯阴），味薄者为阴中之阳。

［3］气厚者为阳，薄为阳之阴：气为阳，气厚者为阳中之阳（纯阳），气薄者为阳中之阴。

［4］味厚则泄，薄则通：味厚者为阴中之阴，有泻下作用，如大黄之属；味薄者为阴中之阳，有通利小便作用，如木通之属。

［5］气薄则发泄，厚则发热：气薄为阳中之阴，有发汗解表作用，如麻黄之属；气厚为阳中之阳，有助阳发热作用，如附子之属。

［6］壮火之气衰，少火之气壮：药物饮食之气味太厚则作用竣烈，可使人体正气衰减；药物饮食之气味薄则作用温和，可使人体正气壮盛。壮火、少火，指药物饮食气味竣烈者和温和者。气，人体正气。

［7］壮火食气，气食少火：药物饮食气味峻烈者会消耗人体的正气，而人体正气依赖药物饮食气味之温和者助养。食，前者指消耗，后者指助养。

【提要】

本段以阴阳的对立转化属性阐明了药食因气味厚薄、阴阳属性不同而具有不同的作用，同时以"少火"

第一章

和"壮火"的形式阐述了药食气味的峻烈和温和性质对人体正气的不同作用。

【图表解】

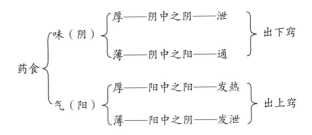

图 1-2-5　药物饮食气与味的阴阳属性及其性质

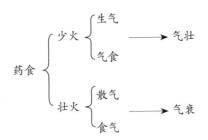

图 1-2-6　药食气味与少火、壮火

【原文】

☆ 1203　氣味，辛甘發散爲陽，酸苦涌泄爲陰。陰勝則陽病[1]，陽勝則陰病[2]。陽勝則熱，陰勝則寒[3]。重寒則熱，重熱則寒[4]。

(《素問·陰陽應象大論》)

【校注】

〔1〕阴胜则阳病：阴胜，指酸苦涌泄太过。阳病，指人体阳气损伤。

〔2〕阳胜则阴病：阳胜，指辛甘发散太过。阴病，指人体阴精耗损。

〔3〕阳胜则热，阴胜则寒：辛甘发散之味太过就会产生发热的热证；酸苦涌泄之味太过就会产生寒象的寒证。

〔4〕重寒则热，重热则寒：酸化木，苦作火，久服酸苦之阴，易从木火热化。辛化金，甘化土，久服辛甘之味，易从凉湿寒化。说明阴阳在一定条件下可以相互转化。重，重复、重叠。

【提要】

本段以阴阳的对立转化属性阐释了药物饮食五味的功能及其偏胜所导致的病证。

【图表解】

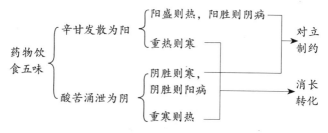

图 1-2-7　药食五味阴阳属性

【原文】

1204 寒傷形，熱傷氣[1]。氣傷痛，形傷腫[2]。故先痛而後腫者，氣傷形[3]也；先腫而後痛者，形傷氣[4]也。

（《素問·陰陽應象大論》）

【校注】

[1]寒伤形，热伤气：指寒邪伤人形体，热邪伤人气分。

[2]气伤痛，形伤肿：指热邪伤气，气机逆乱，营血壅阻而为疼痛；寒邪伤形，血瘀气滞水停而为肿胀。

[3]气伤形：谓气分先伤，后又伤及形体。

[4]形伤气：谓形体被伤，后又伤及气分。

【提要】

此条经文以阴阳的消长转化属性阐释寒热邪气伤人发病传变的机理。

【图表解】

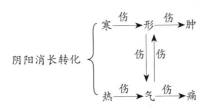

图1-2-8 寒热邪气伤人发病传变

【原文】

☆ 1204 風勝則動[1]，熱勝則腫，燥勝則乾，寒勝則浮[2]，濕勝則濡寫[3]。

☆ 1205 天有四時五行[4]，以生長收藏[5]，以生寒暑燥濕風；人有五藏化五氣[6]，以生喜怒悲憂恐[7]。故喜怒傷氣，寒暑傷形[8]。暴怒傷陰，暴喜傷陽[9]。厥氣上行，滿脈去形[10]。喜怒不節，寒暑過度，生乃不固。故重陰必陽，重陽必陰[11]。故曰：冬傷於寒，春必溫病[12]；春傷於風，夏生飧泄；夏傷於暑，秋必痎瘧[13]；秋傷於濕，冬生欬嗽[14]。

（《素問·陰陽應象大論》）

【校注】

［1］动：动摇震颤。

［2］寒胜则浮：寒为阴邪，易伤阳气，阳气不行，聚水成为浮肿。浮，浮肿。

［3］湿胜则濡泻：脾被湿困，不能运化水谷，故泄下稀溏。濡泻，又称湿泻。

［4］四时五行：四时阴阳之气运行为风、暑、湿、燥、寒，而具有木、火、土、金、水五行的属性。

［5］生长收藏：四时五行之气对万物生命所起的作用。

［6］五气：指五脏所藏之精所化之气。

［7］喜怒悲忧恐：即五志（五种情志活动）。

[8] 喜怒伤气，寒暑伤形：喜怒概指七情，寒暑概指六淫。七情太过，损伤五脏气机；六淫伤人，先犯形体肌表。

[9] 暴怒伤阴，暴喜伤阳：暴怒则肝气逆乱，故伤阴。暴喜则心气涣散而神逸，故伤阳。阴，指肝。阳，指心。

[10] 厥气上行，满脉去形：逆行之气上行，满于经脉，神气耗散，离开形体。厥气，逆行之气。满脉，邪气亢盛，充斥脉体。去形，神气浮越，去离形骸。

[11] 重阴必阳，重阳必阴：阴极而阳生，阳极而阴生，此说明阴阳在一定的条件下可以相互转化。

[12] 冬伤于寒，春必温病：冬季感受寒邪，不即时发病，至来年春季阳气发越，产生温热性疾病。

[13] 痎疟：疟疾的总称。

[14] 秋伤于湿，冬生咳嗽：立秋之后、处暑之前为自然界湿气主令，故此时易伤于湿邪，湿邪伤肺卫日久产生痰热咳嗽。

【提要】

本段以阴阳的对立制约属性阐述了六淫七情的化生及其太过发病，并以阴阳转化属性阐释了四时伏邪发病的原理。

【图表解】

$$四时阴阳 \longrightarrow 五行 \begin{cases} 风生 \\ 暑长 \\ 湿化 \\ 燥收 \\ 寒藏 \end{cases} \xrightarrow{\text{发病}} \begin{matrix} 风胜则动 \\ 热胜则肿 \\ 湿胜则濡泻 \\ 燥胜则干 \\ 寒胜则浮 \end{matrix} \longrightarrow 寒暑伤形$$

$$五脏 \longrightarrow 五气 \longrightarrow 五志 \begin{cases} 怒 \\ 喜 \\ 思 \\ 忧 \\ 恐 \end{cases} \xrightarrow{\text{发病}} \begin{matrix} 暴怒伤阴 \\ 暴喜伤阳 \end{matrix} \longrightarrow 喜怒伤气$$

图 1-2-9　阴阳对立制约属性在外感内伤发病中的体现

$$\begin{matrix} 重阴必阳 \begin{cases} 冬伤于寒 \longrightarrow 温病 \\ 秋伤于湿 \longrightarrow 咳嗽 \end{cases} \\ 重阳必阴 \begin{cases} 春伤于风 \longrightarrow 飧泄 \\ 夏伤于暑 \longrightarrow 痎疟 \end{cases} \end{matrix} \Bigg\} 阴阳转化$$

图 1-2-10　阴阳消长转化阐释伏邪发病规律

【原文】

1206 帝曰：余聞上古聖人，論理人形，列別藏府，端絡經脈，會通六合，各從其經，氣穴所發，各有處名，谿谷屬骨，皆有所起，分部逆從，各有條理，四時陰陽，盡有經紀，外内之應，皆有表裏，其信然乎?

岐伯對曰:東方生風[1],風生木[2],木生酸[3],酸生肝[4],肝生筋,筋生心[5],肝主目。其[6]在天爲玄[7],在人爲道[8],在地爲化。化生五味[9],道生智,玄生神[10]。神在天爲風,在地爲木,在體爲筋,在藏爲肝,在色爲蒼[11],在音爲角[12],在聲爲呼[13],在變動爲握[14],在竅爲目,在味爲酸,在志爲怒。怒傷肝,悲勝怒[15];風傷筋,燥勝風;酸傷筋,辛勝酸。

南方生熱,熱生火[16],火生苦[17],苦生心,心生血,血生脾,心主舌。其在天爲熱,在地爲火,在體爲脈,在藏爲心,在色爲赤,在音爲徵[18],在聲爲笑,在變動爲憂[19],在竅爲舌,在味爲苦,在志爲喜。喜傷心,恐勝喜;熱傷氣,寒勝熱;苦傷氣,鹹勝苦。

中央生濕,濕生土[20],土生甘[21],甘生脾,脾生肉,肉生肺,脾主口。其在天爲濕,在地爲土,在體爲肉,在藏爲脾,在色爲黃,在音爲宮[22],在聲爲歌[23],在變動爲噦[24],在竅爲口,在味爲甘,在志爲思。思傷脾,怒勝思;濕傷肉,風勝濕;甘傷肉,酸勝甘。

西方生燥,燥生金[25],金生辛,辛生肺,肺生皮毛,皮毛生腎,肺主鼻。其在天爲燥,在地爲金,在體爲皮毛,在藏爲肺,在色爲白,在音爲商[26],

在聲爲哭，在變動爲咳，在竅爲鼻，在味爲辛，在志爲憂。憂傷肺，喜勝憂；熱傷皮毛[27]，寒勝熱；辛傷皮毛，苦勝辛。

北方生寒，寒生水[28]，水生鹹[29]，鹹生腎，腎生骨髓，髓生肝，腎主耳。其在天爲寒，在地爲水，在體爲骨，在藏爲腎，在色爲黑，在音爲羽[30]，在聲爲呻[31]，在變動爲慄[32]，在竅爲耳，在味爲鹹，在志爲恐。恐傷腎，思勝恐；寒傷血，燥勝寒[33]；鹹傷血，甘勝鹹。

（《素問·陰陽應象大論》）

【校注】

[1] 东方生风：东方与下文中的南、中、西、北合称为五方，此处的五方也具有五时的含义。风、热、湿、燥、寒是五时的主气，由于当时人们的主要生活范围以黄河中游为中心，表现为东方和春季温和、南方和夏季炎热、中央和长夏湿润、西方和秋季干燥、北方和冬季寒冷的气候，因此称"东方生风""南方生热""中央生湿""西方生燥""北方生寒"。

[2] 风生木：与下文"热生火""湿生土""燥生金""寒生水"中的风、热、湿、燥、寒指在天之五气。木、火、土、金、水指在地之五行。在天之五气，化生在地的五行，正如张志聪《素问集注》所说："在天为气，在地成形，以气而生形也。"即风动则木荣，热极则生火，湿润则土气旺而万物生，燥则刚劲为金

气所生，寒气阴凝，其化为水。

[3]木生酸：张志聪："地之五行，生阴之五味，即水生咸、火生苦、木生酸、金生辛、土生甘。"《尚书·洪范》："木曰曲直""曲直作酸。"孔颖达疏："木生子实，其味多酸。五果之味虽殊，其为酸一也。"

[4]酸生肝：酸味入腹，有滋养肝脏之功，故云。下文"苦生心""甘生脾""辛生肺""咸生肾"诸句，依此类推。

[5]筋生心：即"肝生心"，对应于五行，为"木生火"。筋，在此代肝。下文"血（代心）生脾""肉（代脾）生肺""皮毛（代肺）生肾""髓（代肾）生肝"诸句，仿此。

[6]其：指阴阳变化。

[7]在天为玄：此言阴阳的变化在天表现为幽远微妙的变化。玄，幽远微妙。

[8]在人为道：指阴阳的变化在人身上表现为事物的抽象规律。道，指自然的规律。

[9]在地为化，化生五味：阴阳的变化在地表现为万物的生化，而生化作用产生饮食五味。化，指万物生化。

[10]玄生神：幽远微妙的天象产生阴阳不测的变化。神，指阴阳不测的变化。《素问·天元纪大论》云："阴阳不测谓之神。"

[11]苍：谓薄青色，像木色也。

〔12〕角：古代五音之一，其声顺应木气而展放，故应于肝脏。

〔13〕呼：发怒时的呼叫声。

〔14〕在变动为握：肝在病变上的表现是抽筋。变动，指病变。握，指手足抽搐而不能活动自如之症。

〔15〕悲胜怒：张介宾："悲状为肺金之志，故胜肝木之怒（金克木也）。悲则不怒，是其征也。"胜，制也。下文"燥胜风""辛胜酸"等，义仿此。

〔16〕南方生热，热生火：张介宾："阳极于夏，夏王（旺）于南，故南方生热，热极则生火也。"

〔17〕火生苦：《尚书·洪范》："火曰炎上""炎上作苦"。孔颖达疏："火性炎上，焚然则焦。焦是苦气。"

〔18〕徵：古代五音之一，其声顺应火气而高远，故应于心脏。

〔19〕忧：通"嚘（yōu）"，气逆。于鬯（chàng）："此忧字盖当读为嚘。"又："嚘训气逆，则与脾之变动为哕、肺之变动为咳义正相类。"

〔20〕中央生湿，湿生土：张介宾："土王（主宰）中央，其气化湿，湿润则土气王（旺）而万物生。"

〔21〕土生甘：《尚书·洪范》："土爰稼穑""稼穑作甘。"孔颖达疏："甘味生于百谷。谷是土之所生，故甘为土之味也。"

〔22〕宫：古代五音之一。其声应土气而平稳，故应于脾脏。

［23］在声为歌：张志聪："脾志思，思而得之，则发声为歌。"

［24］哕：呃逆。

［25］西方生燥，燥生金：张介宾："金王西方，其气化燥。燥则刚劲，金气所生也。"

［26］商：古代五音之一。其声顺应金气而内收，故应于肺脏。

［27］热伤皮毛：张介宾："热胜则津液耗而伤皮毛，火克金也。"

［28］北方生寒，寒生水：张介宾："水王北方，其气化寒。寒气阴润，其化为水。"

［29］水生咸：《尚书·洪范》："水曰润下""润下作咸。"孔颖达疏："水性本甘，久浸其地，变而为卤，卤味乃咸。"

［30］羽：古代五音之一。其声顺应水气而下降，故应于肾脏。

［31］呻：呻吟。

［32］慄：战慄。此指寒颤。

［33］燥胜寒：姚止庵："燥为热化，寒从水生。水本胜火，燥何以胜寒？然寒多则气不温而血为病，必用辛温之味以炅燮沉寒，于是阴凝之气化为阳和矣。"

【提要】

此条经文以五行学说为基础阐述了人体与自然界

相通应的关系。

【图表解】

表 1-2-1　天地人相应表

		神（阴阳莫测的变化）				
		阳		阴		
		木	火	土	金	水
天	方位	东	南	中	西	北
	气候	风	热	湿	燥	寒
地	五行	木	火	土	金	水
	五味	酸	苦	甘	辛	咸
	五色	青	赤	黄	白	黑
	五音	角	徵	宫	商	羽
人	五脏	肝	心	脾	肺	肾
	五窍	目	舌	口	鼻	耳
	五体	筋	脉	肉	皮毛	骨
	五声	呼	笑	歌	哭	呻
	五志	怒	喜	思	忧	恐
	变动	握	嚘（忧）	哕	咳	慄

第一章

【原文】

☆ 1207 故曰：天地者，萬物之上下[1]也；陰陽者，血氣之男女[2]也；左右者，陰陽之道路[3]也；水火者，陰陽之徵兆也；陰陽者，萬物之能始[4]也。故曰：陰在內，陽之守也；陽在外，陰之使也[5]。

（《素問·陰陽應象大論》）

【校注】

［1］上下：此有覆載者之意，覆以保護，載以养育。

［2］阴阳者，血气之男女：阴阳在人体体现为气血与男女。气为阳，血为阴；男为阳，女为阴。

［3］左右者，阴阳之道路：左右，古人面南，太阳左升右降，故称左右为阴阳之道路。

［4］能始：本始。能，通"胎"。

［5］阴在内，阳之守也；阳在外，阴之使也：阴静故为阳之守护；阳动故为阴之役使。

【提要】

此条经文以天地、上下、血气、男女、左右、水火等阐释了阴阳为万物本源的功能，以及对立制约和互根互用的关系。

【图表解】

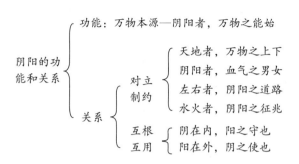

图 1-2-11　阴阳的功能和关系

【原文】

☆ 1208 帝曰：法[1]陰陽奈何？

岐伯曰：陽勝則身熱，腠理閉，喘麤爲之俛仰[2]，汗不出而熱，齒幹以煩寃[3]。腹滿死，能[4]冬不能夏。陰勝則身寒，汗出，身常清[5]，數[6]慄而寒，寒則厥[7]，厥則腹滿死，能夏不能冬。此陰陽更勝[8]之變，病之形能[9]也。

（《素問·陰陽應象大論》）

【校注】

[1] 法：用作动词，取法。

[2] 喘粗为之俯仰：喘急气粗，呼吸困难而前俯后仰。

[3] 寃：通"悗"，闷之意。

[4] 能：通"耐"，耐受。

［5］清：通"凊（qìng）"，寒冷。

［6］数：屡次，频繁。

［7］厥：四肢逆冷。

［8］更胜：张介宾："迭为胜负也，即阴胜阳病、阳胜阴病之义。"

［9］形能：指阴阳偏盛所表现出来的症状。能，通"态"。

【提要】

此条经文以阴阳偏胜来阐述寒热病证的病机及其预后。

【图表解】

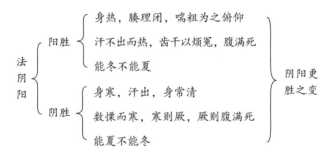

图 1-2-12　阴阳更胜之变

【原文】

1209 帝曰：调此二者[1]，奈何？

岐伯曰：能知七损八益[2]，则二者可调，不知用此，则早衰之节[3]也。年四十，而阴气[4]自半也，起居衰矣。年五十，體重，耳目不聰明[5]矣。年六十，陰痿[6]，氣大衰，九竅不利[7]，下虛上實[8]，涕泣俱出矣。故曰：知之則強，不知則老[9]，故同出而名異[10]耳。智者察同，愚者察異[11]，愚者不足，智者有餘，有餘則耳目聰明，身體輕強，老者復壯，壯者益治。是以聖人爲無爲之事[12]，樂恬憺之能[13]，從欲快志於虛無之守[14]，故壽命無窮，與天地終，此聖人之治身也。

（《素問·陰陽應象大論》）

【校注】

[1] 此二者：人身之阴阳。

[2] 七损八益：七为少阳，八为少阴，七损八益为阳降阴升的养生法则。

[3] 节：节次。

[4] 阴气：肾气。

[5] 聪明：耳聪目明。

[6] 阴痿：性欲衰退、精少、阳痿等。

[7] 九窍不利：九窍功能衰退。

[8] 下虚上实：肾精虚于下，浊阴泛于上。

[9] 知之则强，不知则老：通晓七损八益，就能使身体强壮；否则就会过早衰老。

[10] 同出而名异：于鬯："'出'作'生'解（同出即同生）。同生者，若云并生于世。上文云：'知之则强，不知则老。'是并生于世，而有强、老之异名耳。"

[11]智者察同，愚者察异：高世栻："察同者，于同年未衰之时而省察之，智者之事也。察异者，于强老各异之日而省察之，愚者之事也。"

[12]为无为之事：顺应万物之自然，遵从事物发展的必然趋势。无为，顺应自然而为。

[13]恬惔之能：清静淡泊的状态。能，通"态"，状态。

[14]守：胡澍："当作'宇'。"古代宇指空间。

【提要】

此条经文论述了掌握七损八益调节人身阴阳的重要性，以及不知七损八益会导致人体早衰的危害性。此处"七损八益"不仅是指房中养生术，更具有阳降阴升的养生法则的内涵。

【图表解】

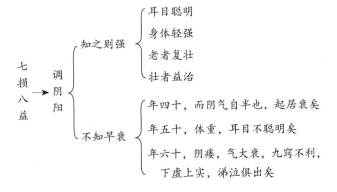

七损八益 → 调阴阳

知之则强
- 耳目聪明
- 身体轻强
- 老者复壮
- 壮者益治

不知早衰
- 年四十，而阴气自半也，起居衰矣
- 年五十，体重，耳目不聪明矣
- 年六十，阴痿，气大衰，九窍不利，下虚上实，涕泣俱出矣

图 1-2-13　知七损八益以调阴阳

【原文】

1210 故邪風[1]之至，疾如風雨，故善治者治皮毛，其次治肌膚，其次治筋脈，其次治六府，其次治五藏。治五藏者，半死半生也。故天之邪氣[2]，感則害人五藏；水穀之寒熱[3]，感則害於六府；地之濕氣[4]，感則害皮肉筋脈。

（《素問·陰陽應象大論》）

【校注】

[1] 邪风：外来的致病因素，乘虚侵袭人体而致人患病的邪气。

[2] 天之邪气：来自地面以上的外感邪气。

[3] 水谷之寒热：来自饮食寒热不适的邪气。

[4] 地之湿气：来自地面的外感寒湿邪气。

【提要】

此条经文阐述了外邪伤人的发病传变顺序，以及邪气阴阳属性不同其发病阴阳部位也不同的阴阳相感规律。

【图表解】

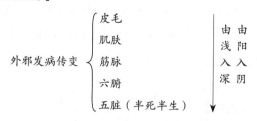

图 1-2-14　外邪传变及邪气发病

$$
邪气相感发病
\begin{cases}
天之邪气感则害人五脏——阳邪伤阴 \\
水谷寒热感则害于六腑——阴邪伤阳 \\
地之湿气感则害皮肉筋脉——阴邪伤阳
\end{cases}
$$

图 1-2-15　邪气相感发病

【原文】

1210 故善用针者，從陰引陽，從陽引陰，以右治左，以左治右[1]，以我知彼[2]，以表知裏[3]，以觀過與不及之理，見微得過[4]，用之不殆[5]。

（《素問·陰陽應象大論》）

【校注】

[1] 从阴引阳，从阳引阴，以右治左，以左治右：张志聪："夫阴阳气血，外内左右，交相贯通，故善用针者，从阴而引（引出、驱除）阳分之邪，从阳而引阴分之气。病在右，取之左；病在左，取之右，即缪刺之法也。"

[2] 以我知彼：以医者的正常情况测度病者之异常变化。

[3] 以表知里：以在表的症状推知在里的病机。

[4] 见微得过：微，指病之初起征兆。过，指病之发展变化。

[5] 殆：危险。

【提要】

本段阐释了以阴阳理论来指导针刺及诊断的原理。

【图表解】

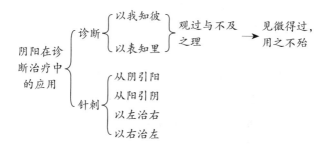

图 1-2-16 阴阳在针刺和诊断中的应用

【原文】

1210 善诊者，察色按脉，先别阴阳；审清浊而知部分[1]；视喘息、听音声而知所苦[2]；观权衡规矩[3]，而知病所主[4]。按尺寸[5]，观浮沉滑涩[6]而知病所生。以治无过，以诊则不失矣。

（《素問·陰陽應象大論》）

【校注】

[1] 审清浊而知部分：清浊，指患者五色（青赤黄白黑）之气的明润与晦暗。部分，指面部病色部位所对应的脏腑。

[2] 所苦：所患病。

[3] 权衡规矩：对应冬、秋、春、夏四时的正常脉象。

[4] 所主：发病的脏腑经脉。

〔5〕尺寸：尺指尺肤，寸指寸口脉。

〔6〕浮沉滑涩：浮沉为脉象，滑涩指尺肤。

【提要】

本段经文具体阐述了阴阳理论在诊断上的应用，同时强调了望闻问切四诊合参的中医诊断原则。

【图表解】

表 1-2-2　阴阳在诊断上的应用

诊法 属性	望诊	闻诊		切诊	
	审清浊	视喘息	听音声	观权衡规矩	按尺寸
阳	清	急促	洪亮	规矩	浮滑
阴	浊	微弱	低微	权衡	沉涩
作用	知部分	知所苦		知病所主	知病所生

【原文】

1211 故曰：陰中有陰，陽中有陽。平旦[1]至日中，天之陽，陽中之陽也；日中至黃昏，天之陽，陽中之陰也；合夜至雞鳴[2]，天之陰，陰中之陰也；雞鳴至平旦，天之陰，陰中之陽也。故人亦應之。夫言人之陰陽，則外[3]爲陽，內[4]爲陰。言人身之陰陽，則背爲陽，腹爲陰。言人身之藏府中陰陽，則藏者爲陰，府者爲陽。肝心脾肺腎五藏皆爲陰，膽胃大腸小腸膀胱三焦六府皆爲陽。

（《素問·金匱眞言論》）

【校注】

［1］平旦：太阳出来的时候。

［2］合夜至鸡鸣：天黑到午夜过后这段时间。鸡鸣，凌晨1～3时。

［3］外：指皮肉筋脉。

［4］内：指脏腑。

【提要】

本段以自然界一日之中不同时段和人身不同部位的阴阳属性划分为例阐释了阴阳的可分性。

【图表解】

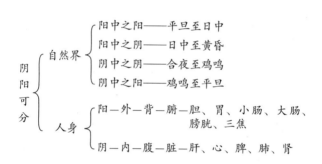

图 1-2-17　阴阳可分性

【原文】

1212且夫陰陽者，有名而無形[1]，故數之可十，離[2]之可百，散[3]之可千，推[4]之可萬，此之謂也。

（《靈樞·陰陽系日月》）

【校注】

[1] 阴阳者,有名而无形:阴阳只是对事物属性加以概括然后命名,并非固定地专指某些事物。

[2] 离:分,区别。

[3] 散:布,敷布。

[4] 推:推演,演绎。

【提要】

本段阐述了阴阳无形而可分的特性。

【图表解】

阴阳无形可分 { 有名无形:阴阳是事物的属性,无形不可见,可以应于象

无限可分:数之可十,离之可百,散之可千,推之可万

图 1-2-18 阴阳无形而可分的特性

【原文】

1213 黄帝問曰:余聞天爲陽,地爲陰,日爲陽,月爲陰,大小月三百六十日成一歲,人亦應之。今三陰三陽,不應陰陽,其故何也?

岐伯對曰:陰陽者,數之可十,推之可百,數之可千,推之可萬,萬之大不可勝數,然其要一也。天覆地載,萬物方生,未出地者,命曰陰處,名曰陰中之陰;則出地者,命曰陰中之陽。陽予之正,陰爲之主[1]。故生因春,長因夏,收因秋,藏因冬,失常則天地四塞[2]。陰陽之變,其在人者,亦數之

可數。

(《素問·陰陽離合論》)

【校注】

[1] 阳予之正，阴为之主：阳气所赋予万物的是生机，阴气赋予万物的是形体。

[2] 四塞：指天地四时的阴阳之气阻塞不通。

【提要】

本段阐述了阴阳的无限可分性，天地万物与阴阳四时的关系，以及人体阴阳与自然界阴阳的相似之处。

【图表解】

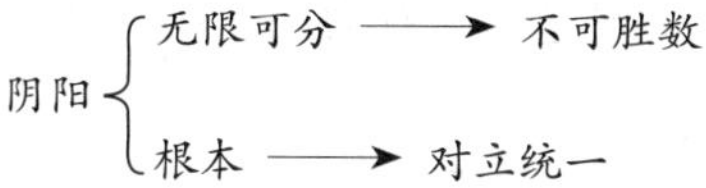

图 1-2-19　阴阳无限可分与对立统一的属性

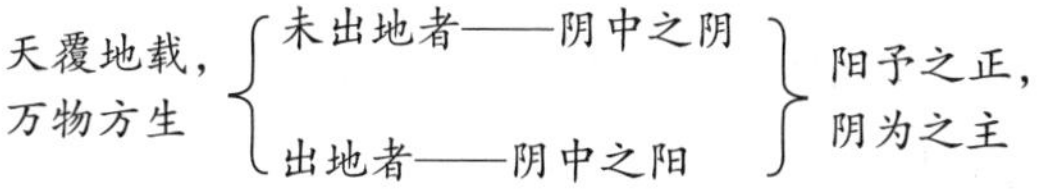

图 1-2-20　天地四时阴阳万物图

【原文】

1214 帝曰：善。願聞陰陽之三也，何謂？

岐伯曰：氣有多少，異用也[1]。

帝曰：陽明何謂也？

岐伯曰：兩陽合明[2]也。

帝曰：厥陰何也？

岐伯曰：两阴交尽[3]也。

（《素问·至真要大论》）

【校注】

[1] 气有多少，异用也：张介宾注："《易》曰：一阴一阳谓之道。而此曰三者，以阴阳之气各有盛衰，盛者气多，衰者气少。《天元纪大论》曰：'阴阳之气各有多少，故曰三阴三阳也。'按《阴阳类论》以厥阴为一阴，少阴为二阴，太阴为三阴。少阳为一阳，阳明为二阳，太阳为三阳。数各不同，故气亦有异。"

[2] 两阳合明：指阳明合于少阳与太阳之中。高世栻注："有少阳之阳，有太阳之阳，两阳相合而明，则中有阳明也。"

[3] 两阴交尽：指厥阴居于太阴、少阴之后。高世栻注："从少而太，则中有阳明，由太而少则终有厥阴，有太阴之阴，有少阴之阴，两阴交尽而有厥阴也。"

【提要】

本段论述了根据气的多少将阴阳一分为三，谓之三阴三阳。

【图表解】

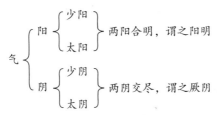

图 1-2-21　三阴三阳划分图

【原文】

1215 天地陰陽者，不以數推，以象[1]之謂也。

（《素問·五運行大論》）

【校注】

[1] 象：外象。

【提要】

本段强调了以象来认识研究万物阴阳的方法。

【图表解】

天地阴阳
认识方法 {
数推法：阴阳不可胜数，无限可分
取象法：以天地、水火、男女、气血等象
　　　　认识万物阴阳
}

图 1-2-22　认识阴阳的方法

【原文】

1216 黃帝問曰：合人形以法四時五行而治[1]，何如而從？何如而逆？得失之意，願聞其事。

岐伯對曰：五行者，金木水火土也，更貴更賤[2]，以知死生，以決成敗，而定五藏之氣[3]，間甚[4]之時，死生之期也。

（《素問·藏氣法時論》）

【校注】

[1] 合人形以法四時五行而治：根据五脏之气的具体情况，结合四时阴阳变化与五行生克制化规律而施治。

[2] 更贵更贱：指五行交替地兴旺和衰落，旺时为贵，衰时为贱。高世栻："贵者，木旺于春，火旺于夏。贱者，木败于秋，火败于冬。更贵更贱者，生化迭乘，寒暑往来也。"张介宾曰："五行之道，当其王则为贵，当其衰则为贱。"

[3] 定五脏之气：即判断五脏脏气的虚实常变。

[4] 间甚：病减轻为间，病加重为甚。

【提要】

本段论述了依据四时五行生克制化规律结合人体五脏之气来治疗疾病的道理。

【图表解】

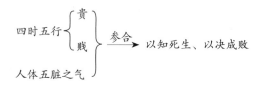

图 1-2-23　合人形法四时而治

【原文】

☆ 1217 木得金而伐，火得水而灭，土得木而達[1]，金得火而缺，水得土而絕，萬物盡然。不可勝竭[2]。

（《素問·寶命全形論》）

【校注】

[1] 土得木而达：于鬯曰："行不相遇为达字本

义，则达之本义竟是不通之谓。"土受木克故曰达，达
与伐、灭、缺、绝之义一类。

[2] 万物尽然，不可胜竭：万物都是这样，例子
举不胜举。王冰曰："言物类虽不可竭尽而数，要之皆
如五行之气而有胜负之性分尔。"

【提要】

本段阐述了五行相克的关系及其作用。

【图表解】

五行相克 { 木得金而伐 / 火得水而灭 / 土得木而达 / 金得火而缺 / 水得土而绝 } ——→ 万物尽然、不可胜竭

图 1-2-24　五行相克

【原文】

☆ 1218 亢则害[1]，承迺制[2]，制则生化[3]，
外列盛衰[4]，害则败乱[5]，生化大病。

（《素问·六微旨大论》）

【校注】

[1] 亢则害：五行之中任意一气太过，对人体都
会有害。张介宾："亢者，盛之极也。"

[2] 承乃制：指五行中某一气过于亢盛便会有另
一气来制约，使得五行之气在正常范围内发挥作用。
张介宾："制者，因其极而抑之也。"

[3]制则生化：有亢盛有制约，才能使事物正常的生长和变化。

[4]外列盛衰：指六气盛衰的表现在外有形可循。孙沛："谓天之六气，有盛有衰，现于形而列于外也。"

[5]害则败乱：指气盛但无制约之气就会使得生机败乱失常，故使人发生病变。

【提要】

此条文论述了"亢害承制"理论，说明五行相生中必有制约，才能使得事物正常生长变化，如果亢盛而无制约就会发生灾变。

【图表解】

$$\text{五行生克制化}\begin{cases}\text{亢则害} \longrightarrow \text{害则败乱，生化大病}\\\text{承乃制} \longrightarrow \text{制则生化，外列盛衰}\end{cases}$$

图1-2-25 五行生克制化表现

【原文】

1219帝曰：病生之變何如？

岐伯曰：氣相得則微，不相得則甚[1]。

帝曰：主歲[2]何如？

岐伯曰：氣有餘，則制己所勝[3]而侮所不勝[4]；其不及，則己所不勝侮而乘之，己所勝輕而侮之。侮反受邪[5]。侮而受邪，寡於畏也[6]。

（《素問·五運行大論》）

【校注】

[1] 气相得则微，不相得则甚：主客之气相生则发病轻微，主客之气相克则发病较重。气，指主客之气。

[1] 主岁：五运和六气各有所主之岁。

[3] 己所胜：受制于我的为己所胜，即我克者。

[4] 所不胜：克制我的为己所不胜，即克我者。

[5] 侮反受邪：张志聪曰："此言乘侮而反受其复也。如岁木不及，则所不胜之金气侮而乘之，而金反自虚其位矣。至秋令之时，金气虚而反受木之子气来复，则火热烁金，所谓侮反受邪也。"

[6] 侮而受邪，寡于畏也：五行不受所制，乘侮之后反而遭受复气而受邪。张介宾曰："五行之气，各有相制，畏其所制，乃能守位，寡于畏则肆无忌惮，而势极必衰，所以反受其邪，此天道之盈虚，自毫发无容爽者。"

【提要】

本段阐述了五行之间异常的相克关系。五行中的任意一行偏盛，都有可能发生相克太过的"制己所胜"和反向克制的"侮所不胜"；而任一行的偏衰，都可能导致相克关系异常，即"己所不胜侮而乘之"和"己所胜轻而侮之"。

【图表解】

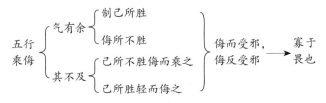

图 1-2-26　五行乘侮

【原文】

☆ 1220 木鬱[1]達[2]之，火鬱發[3]之，土鬱奪[4]之，金鬱泄[5]之，水鬱折[6]之。然調其氣，過者折之，以其畏[7]也，所謂寫之。

（《素問·六元正紀大論》）

【校注】

［1］郁：五气抑郁。张介宾："天地有五运之郁，人身有五脏之应，郁则结聚不行，乃当升不升，当降不降，当化不化，而郁病作矣。"

［2］达：舒畅条达。

［3］发：发越、发散。

［4］夺：下之。

［5］泄：疏泄。

［6］折：抑制。

［7］畏：相制之药。

【提要】

本段阐述了五郁的治疗原则及原理。

【图表解】

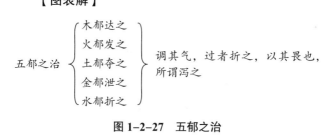

$$五郁之治\begin{cases}木郁达之\\火郁发之\\土郁夺之\\金郁泄之\\水郁折之\end{cases}调其气，过者折之，以其畏也，所谓泻之$$

图 1-2-27　五郁之治

第二章　藏象

第一节　脏腑

【原文】

☆2101黄帝問曰：願聞十二藏[1]之相使，貴賤何如？

岐伯對曰：悉乎哉問也，請遂言之。心者，君主之官也，神明[2]出焉。肺者，相傅[3]之官，治節[4]出焉。肝者，將軍之官，謀慮[5]出焉。膽者，中正之官，決斷出焉。膻中者，臣使之官，喜樂出焉。脾胃者，倉廩[6]之官，五味出焉。大腸者，傳道[7]之官，變化出焉。小腸者，受盛之官，化物出焉。腎者，作強[8]之官，伎巧[9]出焉。三焦者，決瀆[10]之官，水道出焉。膀胱者，州都[11]之官，津液藏焉，氣化則能出矣。

凡此十二官者，不得相失[12]也。故主明則下安，以此養生則壽，歿世不殆[13]，以爲天下則大昌。主不明則十二官危，使道[14]閉塞而不通，形乃大傷，以此養生則殃，以爲天下者，其宗大危，戒之戒之！

（《素問·靈蘭秘典論》）

【校注】

［1］十二脏：六脏六腑统称为十二脏。

［2］神明：指精神、意识、思维活动等。

［3］相傅：相当于辅佐君主的宰相。

［4］治节：治理和调节气血营卫的生成与运行。

［5］谋虑：思考谋划。

［6］仓廪：贮藏粮食的仓库。此指脾胃受纳、运化饮食水谷的功用。

［7］传道：转运输送物品。

［8］作强：作用强力。

［9］伎巧：即"技巧"，智巧与技能。伎，同"技"。肾藏精主骨生髓通于脑，故主智巧与技能。

［10］决渎：通利水道。张介宾注："决，通也；渎，水道也。"

［11］州都：此指人体津液汇聚的地方。

［12］相失：失去彼此协调的作用。

［13］殁世不殆：终生没有危害。殁世，即终身，终生。殆，危险，此指疾患。

［14］使道：指十二脏互相联系的通道。

【提要】

本段阐述了五脏六腑各自的生理功能和相使关系，并强调了心作为君主之官的主导作用。

【图表解】

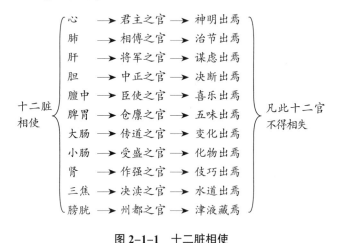

图 2-1-1　十二脏相使

心为十二
脏主 { 主明则下安 ──→ 以此养生则寿，殁世不殆
主不明则十二官危 ──→ 以此养生则殃，以为天下
　　　　　　　　　　　者，其宗大危宗

图 2-1-2　心为十二脏主

【原文】

2102 帝曰：善。余闻氣合而有形，因變以正
名。天地之運，陰陽之化，其於萬物孰少孰多，可
得聞乎？

岐伯曰：悉哉問也，天至廣不可度，地至大不
可量。大神靈問，請陳其方。草生五色，五色之變，
不可勝視，草生五味，五味之美不可勝極，嗜欲[1]
不同，各有所通。天食人以五氣，地食人以五味，

五氣入鼻，藏於心肺，上使五色脩明，音聲能彰；五味入口，藏於腸胃，味有所藏，以養五氣[2]。氣和而生，津液相成，神乃自生[3]。

（《素問·六節藏象論》）

【校注】

[1] 嗜欲：即嗜好，需求。

[2] 五气：五脏之气。

[3] 津液相成，神乃自生：后天水谷之精气充足，则人体生命活动正常。津液，指后天所生成的精气，为神活动的物质基础。神，指整个人体的生命活动现象。

【提要】

本段阐述了天之五气和地之五味对人体生命的重要作用。

【图表解】

人 { 天之五气 → 鼻 → 心肺 → 五色修明，音声能彰
地之五味 → 口 → 肠胃 → 津液相成，神乃自生

图 2-1-3　天地气味充养人体

【原文】

☆ 2102 帝曰：藏象何如？

岐伯曰：心者，生之本[1]，神之變也，其華[2]在面，其充[3]在血脈，爲陽中之太陽，通於夏氣。

肺者，氣之本，魄[4]之處也，其華在毛，其充在皮，爲陽中之太陰，通於秋氣。腎者，主蟄[5]，封藏[6]之本，精之處也，其華在髮，其充在骨，爲陰中之少陰，通於冬氣。肝者，罷極之本，魂[7]之居也，其華在爪，其充在筋，以生血氣，其味酸，其色蒼，此爲陽中之少陽，通於春氣。脾、胃、大腸、小腸、三焦、膀胱者，倉廩之本，營之居也，名曰器[8]，能化糟粕，轉味而入出者也，其華在唇四白[9]，其充在肌，其味甘，其色黃，此至陰之類，通於土氣。凡十一藏取決於膽也。

（《素問·六節藏象論》）

【校注】

[1] 生之本：即生命的根本。

[2] 华：精华，荣华，为五脏表现于外的精华之象。

[3] 充：充养。

[4] 魄：指神的先天部分功能，如感觉和动作。

[5] 蟄：昆虫伏藏谓蛰，此指肾藏精的功能。

[6] 封藏：闭藏、内藏。

[7] 魂：指神的后天部分功能，如人的谋虑、幻觉等。

[8] 器：指胃、大小肠、三焦、膀胱等空腔性脏腑。

[9] 唇四白：口唇四周白肉。

【提要】

本段阐述了藏象的内涵，包括五脏的生理功能及其与体表组织的通应关系；五脏的阴阳属性及其与自然界四时阴阳的通应关系。

【图表解】

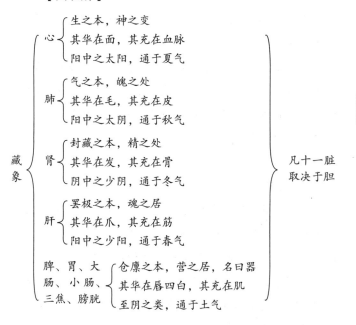

图 2-1-4 五脏藏象

【原文】

☆ 2103 黄帝问曰：余闻方士，或以脑髓爲藏，或以肠胃爲藏，或以爲府。敢问更相反，皆自谓是，不知其道，愿闻其说。

岐伯曰：腦、髓、骨、脈、膽、女子胞，此六者，地氣之所生也，皆藏於陰而象於地[1]，故藏而不寫，名曰奇恒之府[2]。夫胃、大腸、小腸、三焦、膀胱，此五者，天氣之所生也，其氣象天[3]，故寫而不藏。此受五藏濁氣[4]，名曰傳化之府。此不能久留，輸寫[5]者也。魄門[6]亦爲五藏使，水穀不得久藏。

所謂五藏者，藏精氣而不寫也，故滿而不能實。六府者，傳化物而不藏，故實而不能滿也。所以然者，水穀入口，則胃實而腸虛，食下，則腸實而胃虛。故曰：實而不滿，滿而不實也。

(《素問·五藏別論》)

【校注】

[1] 藏于阴而象于地：脑、髓等六者的作用是藏纳阴精，就像大地藏纳万物。

[2] 奇恒之腑：有别于一般腑的脏腑。

[3] 其气象天：胃、大小肠、膀胱、三焦等五者的共同功能是运化水谷，传化不已，像天阳之气运转不息，故以天喻之。

[4] 浊气：指五脏代谢产物。

[5] 输泻：输精华于五脏，泻糟粕于体外。

[6] 魄门：指排泄糟粕之门，即肛门。魄，通"粕"。

【提要】

本段阐述了传化之腑与奇恒之府的概念及功能特点。五脏"藏精气而不泻，满而不能实"和六腑"传化物而不藏，实而不能满"的生理功能和特性；同时强调了魄门与五脏的联系及其重要性。

【图表解】

表 2-1-1　奇恒之腑与传化之腑比较表

名称	内容	生成	应象	功能	特点
奇恒之腑	脑、髓、骨、脉、胆、女子胞	地气所生	地	藏阴精	藏而不泻
传化之腑	胃、大肠、小肠、三焦、膀胱	天气所生	天	受五脏浊气，主输泻	泻而不藏，不能久留

表 2-1-2　五脏与六腑比较表

名称	内容	生理功能	生理特点	病理特点	治疗特点
五脏	肝、心、脾、肺、肾	藏精气而不泻	满而不能实	多虚证	多用补法
六腑	胆、胃、大肠、小肠、三焦、膀胱	传化物而不藏	实而不能满	多实证	多用泻法

【原文】

2104 黄帝问曰：太阴阳明[1]为表裏，脾胃脉也。生病而異者，何也?

岐伯對曰：陰陽異位[2]，更虛更實[3]，更逆更從[4]，或從內，或從外[5]，所從不同，故病異名也。

帝曰：願聞其異狀也。岐伯曰：陽者，天氣也，主外；陰者，地氣也，主內[6]。故陽道實，陰道虛[7]。故犯賊風虛邪[8]者，陽受之；食飲不節，起居不時者，陰受之。陽受之則入六府，陰受之則入五藏[9]。入六府則身熱，不時臥[10]，上爲喘呼；入五藏則䐜滿[11]閉塞，下爲飱泄，久爲腸澼。故喉主天氣，咽主地氣[12]。故陽受風氣，陰受濕氣[13]。

(《素問·太陰陽明論》)

【校注】

[1] 太阴阳明：太阴，指足太阴脾经。阳明，指足阳明胃经。

[2] 阴阳异位：指足太阴脾经与足阳明胃经循行的部位与阴阳属性不同。王冰注："脾脏为阴，胃脏为阳，阳脉下行，阴脉上行。"

[3] 更虚更实：言太阴阳明与四时的虚实顺逆关系不同。脾胃内外相应，在功能上虚实更替，气机相因。《新校正》云："春夏为阳，阳明之气与之相应，故春夏之季阳明实而太阴虚；秋冬为阴，太阴之气与之相应，故秋冬之季太阴实而阳明虚。"

[4] 更逆更从：《新校正》云："春夏为阳，阴盛为

逆，阳盛为从；秋冬为阴，阳盛为逆，阴盛为从。"

[5]或从内，或从外：脾病多从内伤发病或传变而来，胃病多从外感发病或传变而来。

[6]阳者，天气也，主外；阴者，地气也，主内：此处胃属阳，有如天气而主外；脾属阴，有如地气而主内。

[7]阳道实，阴道虚：指属于阳的胃多病外感而为实证；属于阴的脾多病内伤而为虚证。张介宾注："阳刚阴柔也。又外邪多有余，故阳道常实；内伤多不足，故阴道常虚。"道，规律，此处指脾胃的性质和特点。

[8]贼风虚邪：高世栻："凡四时不正之气，皆谓之虚邪贼风。"

[9]阳受之则入六腑，阴受之则入五脏：虚邪贼风从阳经（表）而传入六腑，饮食劳伤易损阴经（里）而传入五脏。此言病邪不同，侵犯传播的途径不同，所造成病变虚实亦各异。

[10]不时卧：指应睡眠而不能睡眠。

[11]䐜满：胀满。

[12]喉主天气，咽主地气：高世栻注："喉司呼吸，肺气所出，故喉主天气；咽纳水谷，下通于胃，故咽主地气。"

[13]阳受风气，阴受湿气：指风为阳邪，人体阳分易于感受；湿为阴邪，人体阴分易于感受。此同气相求之理。

【提要】

本段阐述了脾胃的密切相关性和脾胃生病而异名的原理,并阐述了"阳道实,阴道虚"的理论和临床意义。

【图表解】

表 2-1-3　脾胃生理病理比较表

区别	脾	胃
阴阳异位	足太阴主内	足阳明主外
虚实逆从	太阴为实为从,阳明为虚为逆	阳明为实为从,太阴为虚为逆
病因	饮食起居不慎	贼风虚邪之外感六淫阳邪
发病	由内而生,多虚证、寒证	由外入里,多实证、热证
症状	䐜满、闭塞、飧泄、肠澼	身热、不时卧、喘呼
传变	阴经之病下行日久转趋于上	阳经之病上行日久转趋于下

$$
\text{阳道实,}\atop\text{阴道虚}
\begin{cases}
\text{生理}
\begin{cases}
\text{脾主运化升清,转输精气} \rightarrow \text{满而不实} \\
\text{胃主受纳腐熟,传化水谷} \rightarrow \text{实而不满}
\end{cases} \\
\text{病理}
\begin{cases}
\text{脾病多精气虚} \rightarrow \text{多湿化、寒化} \rightarrow \text{热证、实证} \\
\text{胃病多邪气实} \rightarrow \text{多燥化、热化} \rightarrow \text{寒证、虚证}
\end{cases}
\end{cases}
$$

图 2-1-5　阳道实,阴道虚

【原文】

2104 故陰氣從足上行至頭，而下行循臂至指端；陽氣從手上行至頭，而下行至足。故曰：陽病者，上行極而下；陰病者，下行極而上[1]。故傷於風者，上先受之；傷於濕者，下先受之。

（《素問·太陰陽明論》）

【校注】

[1] 阳病者，上行极而下，阴病者，下行极而上：此言阴邪或阳邪侵犯阴经或阳经后随着阴、阳经气的运行而传变。张志聪注："此言邪随气转也。人之阴阳出入，随时升降。是以阳病在上者，久而随气下行；阴病在下者，久而随气上逆。"

【提要】

本段阐述了阴经阳经的循行和发病传变规律，反映出同气相求的观点。

【图表解】

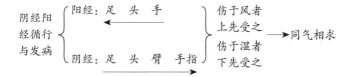

图 2-1-6 阴经阳经的循行和发病传变规律

【原文】

☆ 2104 帝曰：脾病而四支不用[1]，何也？

岐伯曰：四支皆稟[2]氣於胃，而不得至經[3]，必因於脾，乃得稟也。今脾病不能爲胃行其津液[4]，四支不得稟水穀氣，氣日以衰，脈道不利，筋骨肌肉，皆無氣以生，故不用[5]焉。

(《素問·太陰陽明論》)

【校注】

[1] 四支不用：即四肢不能发挥正常作用。

[2] 稟：接受。

[3] 不得至经：由胃化生的水谷精气不能直接到达四肢。至经，《太素》作"径至"。

[4] 津液：指水谷精气。

[5] 不用：不能正常活动。

【提要】

本段阐述了"脾病而四肢不用"的机制和意义，说明必须经过脾的运化才能将水谷精微布达四肢，肢体才能正常运动。

【图表解】

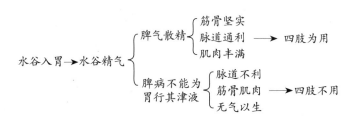

图2-1-7　脾病而四肢不用的机理

【原文】

☆ 2104 帝曰：脾不主時^[1]，何也？

岐伯曰：脾者土也，治中央^[2]，常以四時長^[3]四藏，各十八日寄治，不得獨主於時也^[4]。脾藏者，常著胃土之精也^[5]。土者，生萬物而法天地，故上下至頭足^[6]，不得主時也。

（《素問·太陰陽明論》）

【校注】

［1］脾不主时：此言脾不单独主时令。

［2］治中央：按脾在五行属土，土在五方居于中央。治，王冰注："主也。"

［3］长：马莳注："长，同掌，主也。"

［4］各十八日寄治，不得独主于时也：张志聪注："春夏秋冬，肝心脾肺肾之所主也。土位于中央，灌溉于四脏，是惟四季月中，各旺十八日。是四时之中皆有土气，而不独主于时也。五脏之气，各主七十二日，以成一岁。"

［5］脾脏者，常著胃土之精也：脾脏使胃中水谷精气布达输布于全身。高世栻："著，昭著也。胃土水谷之精，昭著于外，由脾脏之气运行，故脾脏者，常著胃土之精也。"

［6］上下至头足：因脾胃运化布散水谷精微，故上至头，下至足，人身皆得其充养。

【提要】

本段阐述了脾不主时的理论及其意义，说明脾胃对人体后天生命的重要性。

【图表解】

脾不主时 {脾治中央，寄治于四季之末，十八日　脾著胃土之精长养四脏} 脾为土，生万物法天地

图 2-1-8　脾不主时理论

【原文】

2104 帝曰：脾與胃以膜相連耳，而能爲之行其津液何也？

岐伯曰：足太陰者，三陰[1]也，其脈貫胃屬脾絡嗌[2]，故太陰爲之行氣於三陰[3]。陽明者，表也，五藏六府之海也，亦爲之行氣於三陽[4]。藏府各因其經而受氣於陽明，故爲胃行其津液。四支不得稟水穀氣，日以益衰，陰道不利，筋骨肌肉，無氣以生，故不用焉[5]。

（《素問·太陰陽明論》）

【校注】

[1]三阴:《内经》以阴气之多少分三阴，一阴指厥阴，二阴指少阴，三阴指太阴。此三阴指足太阴脾经。

[2]嗌:咽喉。

［3］太阴为之行气于三阴：脾为胃行气太阴、少阴、厥阴，将阳明之气运达阴经。之，指胃。

［4］亦为之行气于三阳：脾也为胃将水谷精气布散于三阳经。

［5］四肢不得禀水谷气……故不用焉：此二十八字与上文重复，疑是衍文。

【提要】

本段阐述了脾为胃行其津液的原理。

【图表解】

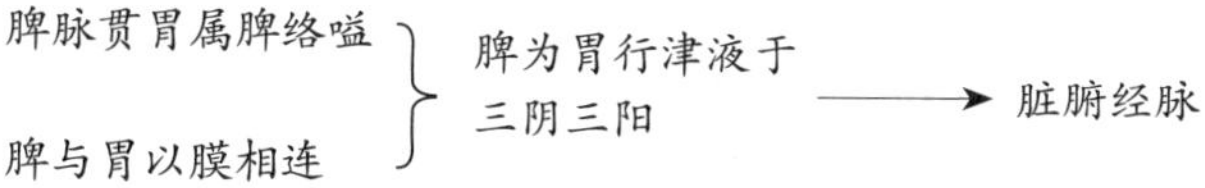

脾脉贯胃属脾络嗌 ⎫
脾与胃以膜相连 ⎭　脾为胃行津液于三阴三阳　⟶　脏腑经脉

图 2-1-9　脾为胃行其津液

【原文】

2105 五藏六府，心爲之主[1]，耳爲之聽，目爲之候[2]，肺爲之相[3]，肝爲之將[4]，脾爲之衛[5]，腎爲之主外[6]。

（《靈樞·五癃津液别》）

【校注】

［1］心为之主：心犹若君主，主持五脏六腑的功能活动。

［2］候：察辨。此指眼睛的视觉。

［3］肺为之相：肺主治节，犹如宰相。

［4］肝为之将：肝主疏泄，主谋虑，犹如将军。

［5］脾为之卫：脾主运化而奉养于周身，犹如护卫。

［6］肾为之主外：肾主骨，构架支持人体的外形。又，肾主卫气而卫护于外。

【提要】

本段论述了心、肺、肝、脾、肾五脏和耳、目在五脏六腑中的地位和功能，体现了脏腑的整体关系。

【图表解】

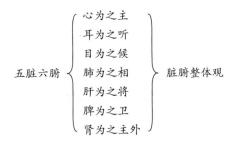

图 2-1-10 脏腑整体观

【原文】

☆ 2106 肝生於左[1]，肺藏於右[2]，心部於表[3]，肾治於裏[4]，脾爲之使[5]，胃爲之市[6]。

(《素問·刺禁論》)

【校注】

［1］肝生于左：《广雅》中"生，出也。"《考工记》注："向上为之出。"指肝气从左上升。

［2］肺藏于右：《词源》言"藏，潜匿"。《中华大

字典》："潜，沉下。"指肺气从右下降。

［3］心部于表：部，布散。王冰注："阳气主外，心象火也。"指心调节体表阳气。

［4］肾治于里：治，治理、管理。王冰注"阴气主内，肾象水也。"指肾管理体内阴气。

［5］脾为之使：使，使者，奉命办事之人。王冰注"营动不已，糟粕水谷，故使者也。"指脾像运化水谷精微的使者。

［6］胃之为市：市，市井。王冰注："水谷所归，五味皆入，如市杂，故为市也。"指胃像市集，容纳饮食水谷。

【提要】

本段论述五脏气机的运行机制，是针刺治疗禁忌的重要理论基础。

【图表解】

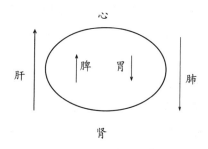

图 2-1-11　五脏气机运行

【原文】

2107 肺合大肠，大肠者，传道之府[1]。心合小肠，小肠者，受盛之府[2]。肝合胆，胆者，中精之府[3]。脾合胃，胃者，五谷之府[4]。肾合膀胱，膀胱者，津液之府[5]也。少阳[6]属[7]肾，肾上连肺，故将两藏[8]。三焦者，中渎之府[9]也，水道出焉，属膀胱，是孤之府[10]也。是六府之所与合者。

(《灵枢·本输》)

【校注】

[1] 传道之腑：大肠是输送水谷糟粕和津液的脏腑。

[2] 受盛之腑：小肠是受纳由胃而来之物的脏腑。

[3] 中精之腑：胆是居中而受纳精汁的脏腑。

[4] 五谷之腑：胃是受纳消化五谷的脏腑。五谷，泛指食物。

[5] 津液之腑：膀胱是津液聚集汇藏的地方。

[6] 少阳：《太素·卷十一·本输》"少阳"作"少阴"。

[7] 属：连。

[8] 将两脏：将，统率之意。两脏，一指膀胱和三焦，二指肺与肾。

[9] 中渎之腑：三焦是津液运行的道路，如沟渠疏通行水液。渎，沟渠。

[10] 孤之腑：三焦没有脏与之相配属，是一个独

立的器官。张介宾曰："十二脏之中，惟三焦独大，诸脏无与匹者，故名曰是孤之腑也。"孤有二义，一言孤独无偶；二为独特，不同于一般。

【提要】

本段运用五行学说、经脉络属及脏腑系统的理论将阴脏与阳腑相配属，论述了脏腑相合的关系。

【图表解】

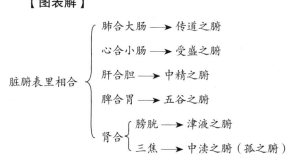

脏腑表里相合
- 肺合大肠 ⟶ 传道之腑
- 心合小肠 ⟶ 受盛之腑
- 肝合胆 ⟶ 中精之腑
- 脾合胃 ⟶ 五谷之腑
- 肾合
  - 膀胱 ⟶ 津液之腑
  - 三焦 ⟶ 中渎之腑（孤之腑）

图 2-1-12 五脏六腑表里相合

【原文】

2108 五藏常內閱於上七竅[1]也。故肺氣通於鼻，肺和則鼻能知臭香矣[2]；心氣通於舌，心和則舌能知五味矣[3]；肝氣通於目，肝和則目能辨五色矣[4]；脾氣通於口，脾和則口能知五穀矣[5]；腎氣通於耳，腎和則耳能聞五音矣[6]。五藏不和則七竅不通，六府不和則留爲癰。

（《靈樞・脈度》）

【校注】

[1] 五脏常内阅于上七窍：五脏藏精气于内，其精气常从经脉上达于面部而充养七窍。阅，呈现。上七窍，指头部口眼耳鼻七窍。

[2] 肺气通于鼻，肺和则鼻能知臭香矣：鼻为肺之窍，故肺气上通于鼻，肺气和调，鼻才能发挥正常的嗅觉功能。

[3] 心气通于舌，心和则舌能知五味矣：舌为心之苗，故心气和调，上通于舌，舌才能发挥其辨五味的功能。

[4] 肝气通于目，肝和则目能辨五色矣：目为肝之窍，故肝气和调，上通于目，目才能发挥其正常的视觉辨五色功能。

[5] 脾气通于口，脾和则口能知五谷矣：口为脾之窍，水谷入胃的通道，故脾气和调，上通于口，口才能正常纳谷辨五谷之味。

[6] 肾气通于耳，肾和则耳能闻五音矣：耳为肾之窍，故肾气和调，上通于耳，耳才能发挥其正常的听五音功能。

【提要】

此段论述了五脏精气与七窍相应的关系，因此人体头面七窍可以反映人体五脏精气的盛衰，五脏功能失常可通过头面七窍反映出来。

【图表解】

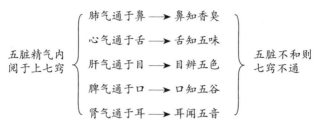

图 2-1-13　五脏内阅于上七窍

【原文】

2109 諸脈者皆屬[1]於目，諸髓者皆屬於腦，諸筋者皆屬於節[2]，諸血者，皆屬於心；諸氣者皆屬於肺，此四支[3]八谿[4]之朝夕[5]也。故人臥血歸於肝，肝受血[6]而能視，足受血而能步，掌受血而能握，指受血而能攝[7]。

（《素問·五藏生成》）

【校注】

[1] 属：联属，通达。

[2] 节：骨节，关节。

[3] 支：同"肢"。

[4] 八谿：指两臂的肩、肘和两腿的髋、膝八大关节。

[5] 朝夕：同"潮汐"。张介宾注："朝夕，即'潮汐'之义。言人身气血往来，如海潮之消长。"

[6] 受血：得到血。

〔7〕摄：持取。

【提要】

本段阐述了脉、髓、筋、血、气的生理功能，说明全身组织必须依赖气血的供养与调节才能发挥正常的功能。同时说明了血随着人的动卧或藏于肝，或行于经而视步握摄的分布状态。

【图表解】

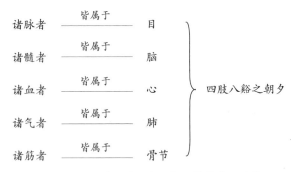

图 2-1-14　脉、髓、血、气、筋的生理功能

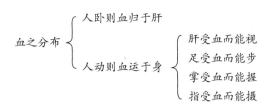

图 2-1-15　人体血之分布状态

【原文】

2110 五藏六府之精氣，皆上注於目而爲之精。精之窠[1]爲眼，骨之精爲瞳子，筋之精爲黑眼，血之精爲絡，其窠[2]氣之精爲白眼，肌肉之精爲約束[3]，裏擷[4]筋骨血氣之精而與脈并爲系，上屬於腦，後出於項中。

（《靈樞·大惑論》）

【校注】

[1] 窠：巢穴，这里引申为汇聚之处。

[2] 其窠：《甲乙经》中无，疑衍。

[3] 约束：指眼胞，组成眼胞的上下眼睑具有约束眼睛开闭的功能。

[4] 裹擷：裹，缠绕、包裹；擷，同"襭"，用衣物包住东西。

【提要】

本段阐释了五脏六腑精气与目的关系及五脏精气在眼睛中的分部。

【图表解】

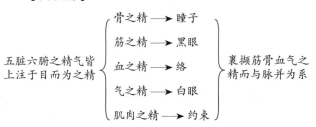

图 2-1-16　五脏精气与目

第二节　气血营卫

【原文】

☆2201 食氣[1]入胃，散精於肝，淫氣於筋[2]。食氣入胃，濁氣[3]歸心，淫精於脈[4]。脈氣流經，經氣歸於肺[5]，肺朝百脈[6]，輸精於皮毛[7]。毛脈合精[8]，行氣於府。府精神明[9]，留於四藏[10]，氣歸於權衡。權衡[11]以平，氣口成寸，以決死生[12]。

（《素問·經脈別論》）

【校注】

[1]食气：饮食。

[2]淫气于筋：水谷精气充盈于肝而濡养于筋。淫，布散濡润。

[3]浊气：指水谷精微中稠厚的部分。

[4]淫精于脉：心把水谷精微再布散于脉中。

[5]脉气流经，经气归于肺：经脉中的水谷精气沿经脉运行到肺。

[6]肺朝百脉：百脉朝会于肺。朝，朝会、会聚。

[7]输精于皮毛：肺由经脉输布水谷精气外达皮毛。

　　〔8〕毛脉合精：张志聪："夫皮肤主气，经脉主血，毛脉合精者，血气相合也。"

　　〔9〕府精神明：经脉中气血充盈，运行有序。府，指经脉。

　　〔10〕留于四脏：留，通流。四脏，指心、肝、脾、肾。

　　〔11〕权衡：脉中气血平衡。

　　〔12〕气口成寸，以决死生：气口指肺经动脉太渊穴。五脏经脉气血必经气口，故气口之脉能反映五脏经脉的变化，医生可据以测知人体五脏功能失调，判断死生。

【提要】

　　本段阐述了饮食入胃后其精气在体内的代谢过程，以及气口诊脉的原理。

【图表解】

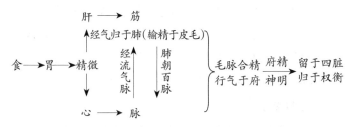

图2-2-1　食气入胃运化与气口脉形成

【原文】

　　☆ 2201 飲入於胃，遊溢精氣[1]，上輸於脾；

脾氣散精，上歸於肺[2]，通調水道，下輸膀胱[3]。
水精四布，五經并行[4]。合於四時五藏陰陽，揆度
以爲常也[5]。

（《素問·經脈別論》）

【校注】

[1]游溢精气：指胃把水中精气运化出来。游溢，
浮游盈溢。

[2]脾气散精，上归于肺：脾把水中精气向上布
散于肺。

[3]通调水道，下输膀胱：肺主宣肃，既可将脾
上输之水中精气向上布散于体表，又可将水中精气向
下布散于五脏，最后下输于膀胱。

[4]水精四布，五经并行：张志聪："水精四布
者，气化则水行，故四布于皮毛。五经并行者，通灌
于五脏之经脉也。"五经，指五脏之经脉。

[5]合于四时五脏阴阳，揆度以为常也：饮食精
微的生成与输布，气血津液的生化和运行，可以从测
度脉象变化得知，并要结合四时阴阳和人体五脏阴阳
变化综合分析。揆度，揣度，诊察之义。

【提要】

本段阐述了水饮入胃后其精气在体内的代谢过程。

【图表解】

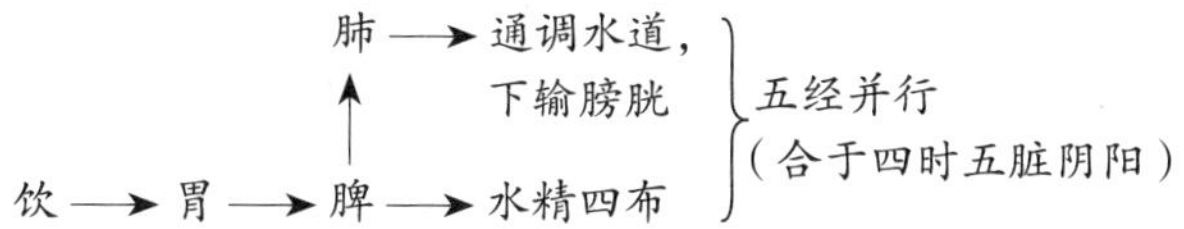

肺 ⟶ 通调水道，
下输膀胱

↑ ｝五经并行
（合于四时五脏阴阳）

饮 ⟶ 胃 ⟶ 脾 ⟶ 水精四布

图 2-2-2　水饮入胃运化过程

【原文】

☆ 2202 黃帝問於岐伯曰：人焉受氣？陰陽焉會？何氣爲營？何氣爲衛？營安從生？衛於焉會？老壯不同氣，陰陽異位，願聞其會。

岐伯曰：人受氣於穀，穀入於胃，以傳與肺[1]，五藏六府，皆以受氣。其清者爲營，濁者爲衛[2]，營在脈中[3]，衛在脈外[4]，營周不休，五十而復大會[5]，陰陽相貫[6]，如環無端。衛氣行於陰二十五度，行於陽二十五度，分爲畫夜，故氣至陽而起，至陰而止[7]。故曰：日中而陽隴爲重陽，夜半而陰隴爲重陰。故太陰主內，太陽主外[8]，各行二十五度，分爲畫夜[9]。夜半爲陰隴，夜半後而陰衰，平旦陰盡而陽受氣矣。日中而陽隴，日西而陽衰，日入陽盡而陰受氣矣。夜半而大會[10]，萬民皆臥，命曰合陰[11]，平旦陰盡而陽受氣。如是無已，與天地同紀[12]。

（《靈樞·營衛生會》）

【校注】

［1］以传与肺：指水谷精气经脾气升散而上归于肺。以，《甲乙经》及王冰注《素问·平人气象论》引《灵枢》文作"气"。

［2］清者为营，浊者为卫：清、浊，此指气的刚柔而言。唐容川："清浊以刚柔言，阴气柔和为清，阳气刚悍为浊。"

［3］营在脉中：《素问·痹论》："营者水谷之精气也，和调于五脏，洒陈于六腑，乃能入于脉也。"

［4］卫在脉外：《素问·痹论》："卫者水谷之悍气也，其气慓疾滑利，不能入于脉也。"

［5］五十而复大会：营卫之气昼夜各在经脉循行五十周次后会合于手太阴肺。

［6］阴阳相贯：阴阳，指阴经和阳经。张介宾曰："其十二经脉之次，则一阴一阳，一表一里，迭行相贯，周而复始。"

［7］气至阳而起，至阴而止：卫气出于阳经则人醒而起，卫气入于阴经则人入睡。张志聪曰："气至阳则卧起而目张，至阴则休止而目暝。"

［8］太阴主内，太阳主外：营行脉中，始于手太阴而复会于手太阴，故"太阴主内"；卫行脉外，始于足太阳而复会于足太阳，故"太阳主外"。太阴，指手太阴肺经。内，指营气。太阳，指足太阳膀胱经。外，指卫气。

［9］各行二十五度，分为昼夜：营气周流十二经，夜昼各二十五周；卫气昼行于阳、夜行于阴，也各二十五周。

［10］夜半而大会：谓营卫二气于夜半始会合于内脏，称为合阴。

［11］合阴：夜半子时阴气最盛，营卫二气俱行于阴而大会，故曰合阴。

［12］如是无已，与天地同纪：营卫之气永无休止地循环往复，和天地阴阳的运转规律相一致。

【提要】

本段阐述营卫之气的化生和运行，并揭示了卫气运行与人体睡眠的关系。同时强调了人体营卫之气运行与天地阴阳的运行遵循着同样的规律。

【图表解】

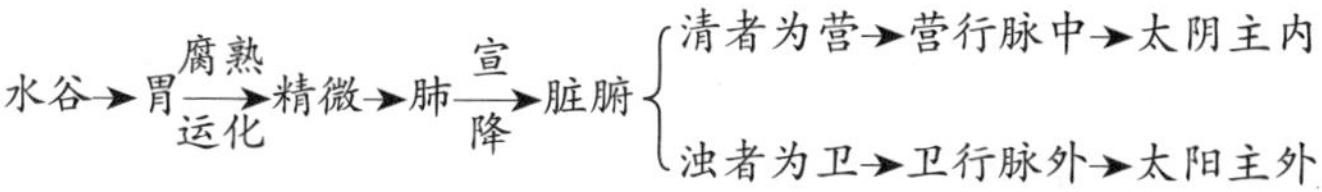

水谷→胃(腐熟/运化)→精微→肺(宣降)→脏腑{清者为营→营行脉中→太阴主内 / 浊者为卫→卫行脉外→太阳主外}

图 2-2-3　营卫之气的生成与运行

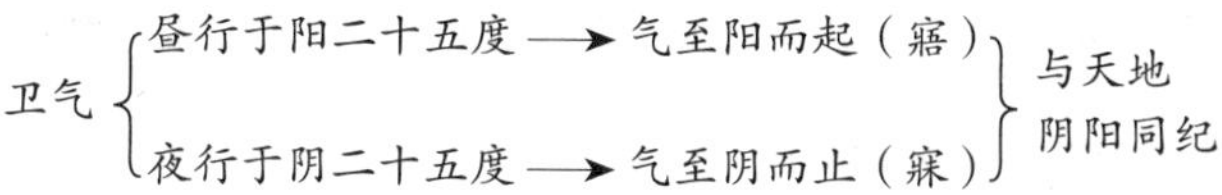

卫气{昼行于阳二十五度 ——→ 气至阳而起（寤）/ 夜行于阴二十五度 ——→ 气至阴而止（寐）} 与天地阴阳同纪

图 2-2-4　卫气运行与睡眠的关系

【原文】

2203 黄帝曰：老人之不夜瞑者，何气使然？少壮之人不昼瞑者，何气使然？

岐伯答曰：壮者之气血盛，其肌肉滑，气道通，营卫之行，不失其常[1]，故昼精而夜瞑[2]。老者之气血衰，其肌肉枯，气道濇，五藏之气相搏[3]，其营气衰少而卫气内伐[4]，故昼不精，夜不瞑。

(《灵枢·营卫生会》)

【校注】

[1] 不失其常：不违反其正常的运行规律。

[2] 昼精而夜瞑：昼精，白天精神清爽、精力充沛。夜瞑，指夜晚睡眠质量很好。

[3] 五脏之气相搏：张介宾注："五脏之气相搏聚不行。"

[4] 卫气内伐：由于营行脉内，卫行脉外，故当营气衰少，则卫气内扰克伐营气，从而使营卫之气运行紊乱。内伐，即内扰克伐。

【提要】

本条经文阐述了老年人和年轻人气血、肌肉、气道状况不同，故此其营卫之气运行有差别，并对睡眠产生不同的影响。

【图表解】

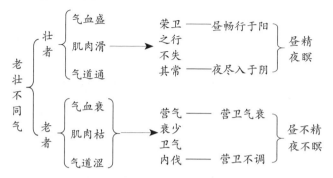

图 2-2-5　老壮之人营卫状态及其与睡眠的关系

【原文】

☆ 2204 黄帝曰：願聞營衛之所行，皆何道
從來？

岐伯答曰：營出於中焦，衛出於下焦[1]。

黃帝曰：願聞三焦之所出。

岐伯答曰：上焦出於胃上口，并咽以上；貫膈，
而布胸中[2]，走腋，循太陰[3]之分而行，還至陽
明，上至舌，下足陽明，常與營俱行於陽二十五度，
行於陰亦二十五度，一周也[4]。故五十度而復大會
於手太陰[5]矣。

(《靈樞·營衛生會》)

【校注】

[1]营出于中焦，卫出于下焦：营卫之气化生于
中焦脾胃，而其化生的动力来源于下焦肾气。

[2]胸中：张介宾："膈上曰胸中，即膻中也。"

[3]太阴：手太阴肺经。

[4]常与营俱行于阳二十五度，行于阴亦二十五度，一周也：张介宾曰："上焦者，肺之所居，宗气之所聚。营气者，随宗气以行于十四经脉之中。"故上焦之气，常与营气俱行于阳二十五度，阴亦二十五度。阴阳者，言昼夜也。昼夜周行五十度，至次日寅时复会于手太阴肺经，是为一周。

[5]五十度而复大会于手太阴：三焦之气昼夜循环五十周后，会合于手太阴肺。

【提要】

本段阐述了营卫之气的化生之源和动力，并指出了上焦的部位和功能。上焦部位在胃上口以上，功能是宣发营卫之气。

【原文】

2204 黄帝曰：人有热饮食下胃，其气未定[1]，汗则出，或出於面，或出於背，或出於身半，其不循衞氣之道而出，何也？

岐伯曰：此外傷於風，內開腠理，毛蒸理泄[2]，衞氣走之，固不得循其道，此氣慓悍滑疾，見開而出，故不得從其道，故命曰漏泄[3]。

（《靈樞·營衞生會》）

【校注】

[1]其气未定：谓饮食精微之气尚未化生。

［2］毛蒸理泄：毛蒸，皮毛被风热之邪熏蒸；理泄，腠理开泄。

［3］漏泄：病名。外伤于风，内有热饮食入胃，外内合邪，致卫气不固，随之外越，腠理开泄，汗出如漏的病证。

【提要】

此条文阐述了上焦卫气失常导致漏泄病的病因病机及其临床表现。

【图表解】

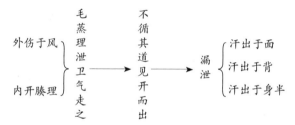

图 2-2-6　从卫气失常阐释漏泄的病因病机症状

【原文】

2204 黃帝曰：願聞中焦之所出。

岐伯答曰：中焦亦并胃中，出上焦之後[1]，此所受氣者[2]，泌糟粕，蒸津液，化其精微，上注於肺脈，乃化而爲血，以奉生身[3]，莫貴於此，故獨得行於經隧[4]，命曰營氣。

（《靈樞·營衛生會》）

【校注】

[1] 中焦亦并胃中，出于上焦之后：指中焦的部位并如胃中。后，作下解。意为中焦之气在上焦之气的下面。

[2] 此所受气者：指中焦受纳的饮食水谷。

[3] 以奉生身：用它来奉养人体之生命。

[4] 经隧：即经脉。

【提要】

本段阐述了中焦的部位和功能。中焦部位在胃上口以下和回肠以上，中焦功能是化生营卫气血。

【原文】

☆2204黄帝曰：夫血之與氣，異名同類，何謂也？

岐伯答曰：營衛者，精氣也[1]；血者，神氣也[2]，故血之與氣，異名同類焉。故奪血者無汗，奪汗者無血[3]，故人生有兩死而無兩生[4]。

(《靈樞·營衛生會》)

【校注】

[1] 营卫者，精气也：营卫之气皆来源于水谷所化生的精气。

[2] 血者，神气也：张介宾："血由化而赤，莫测其妙，故曰血者神气也。"

[3] 夺血者无汗，夺汗者无血：从血、津液、汗液三者的关系来理解，津液是血液的成份之一，汗液

则由津液所化，故汗血同源。因此伤血之人不宜再发汗，多汗之人也不宜再耗动阴血。

[4] 人生有两死而无两生：有两死，人体夺血又夺汗会导致死亡。无两生，指夺血而未夺汗或夺汗而未夺血则尚有生还之机。

【提要】

此条文阐述了营气卫之气是由中焦脾胃化生的水谷精气所形成，而血是由水谷精气通过心神作用变化而来，因此气与血异名同类。同时也可以得出血、津液、汗液之间的密切关系。

【图表解】

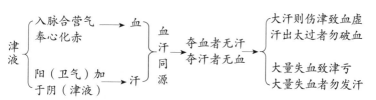

图 2-2-7 血汗同源

【原文】

2204 黄帝曰：願聞下焦之所出。

岐伯答曰：下焦者，別迴腸[1]，注於膀胱而滲入焉；故水穀者，常并居於胃中，成糟粕，而俱下於大腸，而成下焦，滲而俱下，濟泌別汁[2]，循下焦而滲入膀胱焉。

（《靈樞·營衛生會》）

【校注】

[1] 回肠：小肠下段，上接空肠下连大肠。

[2] 济泌别汁：水谷代谢后的物质进入下焦而分清别浊，浊者从大肠而出，清者渗入膀胱。济泌，过滤之意。别汁，分别清浊。

【提要】

本段阐述了下焦的部位和功能。下焦在回肠以下，功能为分别清浊和排泄水谷糟粕。

【图表解】

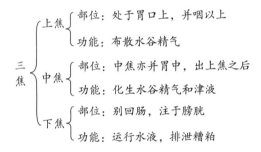

图 2-2-8　三焦部位及功能

【原文】

2204 黄帝曰：人饮酒，酒亦入胃，谷未熟，而小便独先下，何也？

岐伯答曰：酒者熟谷之液[1]也。其气悍以清[2]，故后谷而入，先谷而液出焉[3]。

（《灵枢·营卫生会》）

【校注】

[1] 酒者熟谷之液：酒是谷物经过腐熟以后酿成的液体。

[2] 气悍以清：悍，慓悍。清，《太素》《甲乙经》均作"滑"。指酒气辛散、疾速滑利之性。

[3] 后谷而入，先谷而液出焉：谓虽然饮酒在进食之后，却反在食物未消化之前就变为尿液从小便排出。谷，指吃进的食物。液，指饮入的酒化为的尿液。

【提要】

本条文阐述了酒气辛散，酒性疾速滑利，所以后谷而入，先谷而液出的原理。

【图表解】

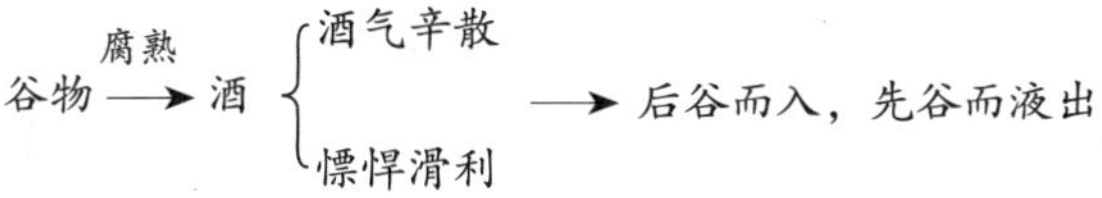

$$\text{谷物} \xrightarrow{\text{腐熟}} \text{酒} \begin{cases} \text{酒气辛散} \\ \text{慓悍滑利} \end{cases} \longrightarrow \text{后谷而入，先谷而液出}$$

图2-2-9　酒的代谢

【原文】

☆ 2204 黄帝曰：善。余闻上焦如雾[1]，中焦如沤[2]，下焦如渎[3]。此之谓也。

（《灵枢·营卫生会》）

【校注】

[1] 上焦如雾：上焦宣布发散的水谷精气，其升华蒸腾，犹如雾露弥漫。

[2]中焦如沤：这里是形容脾胃腐熟消磨水谷食物的状况。沤，是指用水长时间地浸泡物质。

[3]下焦如渎：下焦泌别清浊，排泄糟粕，犹如水渠排水。渎，指水渠。

【提要】

本条文概括了三焦的功能和特点。

【图表解】

三焦功能和特点 {
上焦布散精气，如雾露之溉（输布）
中焦内物化精，如器之沤渍（化生）
下焦渗而俱下，如渎之排泄（排泄）
}

图2-2-10 三焦功能特点

【原文】

☆2205黄帝曰：余闻人有精、氣、津、液、血、脈，余意以爲一氣耳，今乃辨爲六名[1]，余不知其所以然[2]。

岐伯曰：兩神相搏[3]，合而成形，常先身生[4]，是謂精。

何[5]謂氣？岐伯曰：上焦開發，宣五穀味[6]，熏膚[7]，充身，澤毛，若霧露之溉，是謂氣。

何謂津？岐伯曰：腠理[8]發泄，汗出溱溱[9]，是謂津。

何謂液？岐伯曰：穀入氣滿[10]，淖澤[11]注於骨，骨屬[12]屈伸，洩澤[13]補益腦髓，皮膚潤澤，是謂液。

何謂血？岐伯曰：中焦受氣取汁[14]，變化而赤，是謂血。

何謂脈？岐伯曰：壅遏營氣[15]，令無所避，是謂脈。

(《靈樞・決氣》)

【校注】

[1] 辨為六名：分辨為六種名稱。辨，分別之意。

[2] 余不知其所以然：《太素・卷二・六气》"所以"下無"然"。

[3] 两神相搏：指男女两性交媾。两神，指男女两性的生殖之精。相搏，交合、聚合之意。搏，通"抟"。

[4] 常先身生：张介宾曰："凡阴阳合而万形成，无不先从精始，故曰常先身生是谓精。"

[5] 何：《灵枢略・六气论》此上有"帝曰"二字。

[6] 宣五谷味：指宣布发散水谷的精微。

[7] 熏肤：即温煦皮肤。

[8] 腠理：指皮肤、肌肉的纹理及汗孔。

[9] 溱（zhēn）溱：众盛的样子，盛多貌。这里形容汗出很多的样子。

[10] 谷入气满：指水谷精气很充盛。

[11] 淖泽：即指水谷精微中浓稠滑腻润泽的部分。

[12] 骨属：骨所附属筋脉肌肉。

[13] 泽：同"泄"，有渗泄、渗出的意思。

[14] 中焦受气取汁：中焦，指脾胃。受气，指接受水谷之气。取汁，提取其中的汁液精微。汁，指最精微的物质。

[15] 壅遏营气：张介宾："壅遏者，堤防之谓，犹道路之有封疆，江河之有涯岸，俾营气无所回避而必行其中者，是谓之脉。然则脉者，非气非血，而所以通乎气血者也。"壅遏，约束之意。

【提要】

本段论述了精、气、津、液、血、脉六气的基本概念、生成及其作用。

【图表解】

水谷精微 → 六气
- 精：合而成形，常先身生
- 气：宣五谷味，熏肤，充身，泽毛，若雾露之溉
- 津：腠理发泄，汗出溱溱
- 液：谷入气满，淖泽注于骨，骨属屈伸，泄泽补益脑髓，皮肤润泽
- 血：中焦受气取汁，变化而赤
- 脉：壅遏营气，令无所避

图 2-2-11　六气概念

【原文】

☆ 2206 黄帝曰：六氣[1]者，有餘、不足，氣

之多少[2]，腦髓之虚實，血脈之清濁[3]，何以知之？

岐伯曰：精脱者，耳聾[4]；氣脱者，目不明[5]；津脱者，腠理開，汗大泄；液脱者，骨屬屈伸不利[6]，色夭[7]，腦髓消、脛瘦、耳數鳴；血脱者，色白，夭然不澤[8]，其脈空虛[9]，此其候也。

黄帝曰：六氣者，貴賤[10]何如？

岐伯曰：六氣者，各有部主[11]也，其貴賤善惡[12]，可爲常主[13]，然五穀與胃爲大海[14]也。

（《靈樞·決氣》）

【校注】

[1] 六气：指精、气、津、液、血、脉六者。

[2] 气之多少：指精气的多少。

[3] 血脉之清浊：张志聪："清浊者，营卫之气也。"

[4] 精脱者，耳聋：肾主藏精，开窍于耳，故肾精亏损之人，耳失其养，则听力减退，甚至耳聋无闻。脱，有亏损、消耗、亏虚之意，下同。

[5] 气脱者，目不明：《灵枢·大惑论》："五脏六腑之精气皆上注于目而为之精。"故脏腑元气耗脱之人，视力减退，目暗不明。

[6] 骨属屈伸不利：谓骨骼关节缺乏液的濡润，而活动屈伸不利。骨属，指骨骼关节。

[7] 色夭：指皮肤缺乏液的润泽而色泽枯槁无华。

[8] 夭然不泽：同色夭。

[9]其脉空虚:《甲乙经》在"其脉空虚"前,有"脉脱者"三字。

[10]贵贱:贵,指主要。贱,指次要。

[11]各有部主:谓六气各有所分布的部位,也各有所主的脏腑。如心主脉,肝主血,脾主津液,肺主气,肾主精等。

[12]善恶:好坏。

[13]可为常主:谓六气各有固定的脏腑所主,它们的贵贱善恶,也可以根据其所主脏腑的作用来分。

[14]然五谷与胃为大海:谓饮食五谷和胃是六气化生的来源。

【提要】

本段阐述了六气虚衰不足的证候特点,六气虽有主次好坏的区别,但都各有所主之脏。同时说明六气均以水谷与胃为本,强调了胃与水谷精微在后天生命活动中的重要性。

【图表解】

表2-2-1　六气脱的症状和病机

六气虚耗	症状	病机
精脱	耳聋	肾精耗脱,耳窍失养
气脱	目不明	脏气耗脱,目失所养
津脱	腠理开,汗大泄	汗出伤津

续表

六气虚耗	症状	病机
液脱	骨属屈伸不利，色夭脑髓消、胫酸、耳数鸣	液伤不足，髓窍失养
血脱脉脱	皮肤、面色白，夭然不泽其脉空虚	血气耗脱，机体失养脉失充盈

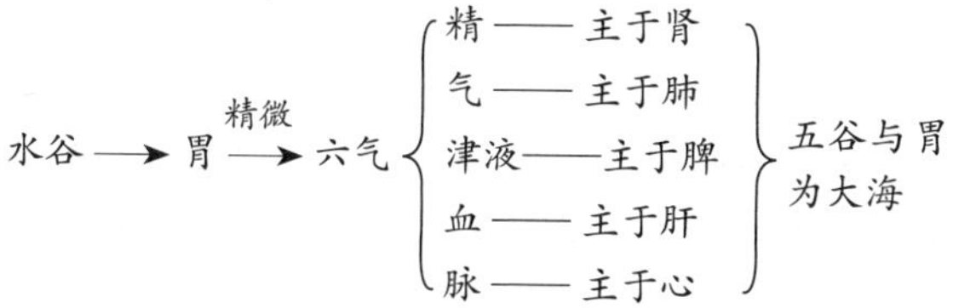

水谷 → 胃 —精微→ 六气 ｛ 精 —— 主于肾 / 气 —— 主于肺 / 津液 —— 主于脾 / 血 —— 主于肝 / 脉 —— 主于心 ｝ 五谷与胃为大海

图 2-2-12　五谷与胃为大海

【原文】

2207 五穀入於胃也，其糟粕、津液、宗氣，分為三隧[1]。故宗氣積於胸中，出於喉嚨，以貫心脈，而行呼吸焉。營氣者，泌其津液，注之於脈，化以為血，以榮四末，內注五藏六府，以應刻數[2]焉。衛氣者，出其悍氣之慓疾，而先行於四末分肉皮膚之間，而不休者也。晝日行於陽，夜行於陰，常從足少陰之分間[3]，行於五藏六府。

（《靈樞·邪客》）

【校注】

[1] 三隧：张介宾"隧，道也。糟粕之道出于下焦，津液之道出于中焦，宗气之道出于上焦，故分为三隧。"

[2] 以应刻数：古代以铜壶滴漏法计时，一昼夜分作一百刻，用以计算时间，从明代以后才有二十四时分法。一小时约等于四刻多。营气一昼夜运行人身五十周，每周二刻，恰与百刻之数相应，故曰以应百刻。

[3] 足少阴之分间：足少阴肾经和足太阳膀胱经的交接处。

【提要】

本段讲述了宗气、营气和卫气的生成、分布和作用，并详细解释了"目不暝"和卫气运行的关系。

【图表解】

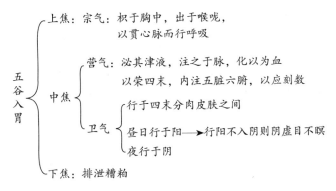

图 2-2-13　宗气、营气、卫气的生成、运行和功能

【原文】

2208 黄帝曰：余聞腸胃受穀，上焦出氣[1]，以溫分肉，而養骨節，通腠理，中焦出氣如露[2]，上注谿谷[3]，而滲孫脈，津液和調，變化而赤為血，血和則孫脈先滿溢，乃注於絡脈，皆盈，乃注於經脈。陰陽已張[4]，因息乃行，行有經紀，周有道理，與天合同，不得休止。

（《靈樞·癰疽》）

【校注】

[1] 上焦出气：上焦宣发布散卫气。

[2] 中焦出气如雾：指中焦化生营气，像雨露灌溉草木一样润泽营养全身。

[3] 谿谷：指肌肉之间的会合处。大者称为谷，小者称为谿。

[4] 阴阳已张：指阴经和阳经中的气血充盛。

【提要】

本段阐述血的生成、运行及其与天地之气的相应关系。

【图表解】

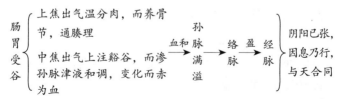

图 2-2-14　血生成、运行及其与天地之气的相应关系

【原文】

2209 水谷皆入於口，其味有五，各注其海[1]，津液各走其道。故三焦出氣[2]，以温肌肉，充皮膚[3]，爲其津；其流而不行者[4]，爲液。天暑衣厚則腠理[5]開，故汗出；寒留於分肉之間，聚沫[6]則爲痛。天寒則腠理閉，氣濕[7]不行，水下留[8]於膀胱，則爲溺與氣。

(《靈樞·五癃津液別》)

【校注】

[1] 其味有五，各注其海：谓饮食水谷的性味有五种，而且五味分别输注到相关的脏器。五，这里指酸、苦、甘、辛、咸五味。海，脑、冲脉、膻中、胃四种脏器分别为髓海、血海、气海、水谷之海，故称。此处指周身的脏器。

[2] 气：指由三焦气化而滋生的精微，包括出于上焦的宗气、出于中焦的营气、出于下焦的卫气，以及津液等。

[3] 温肌肉，充皮肤：温煦充养肌肉皮肤。

[4] 其流而不行者：指液相对津而言，流动性较差，其运动方式是内渗骨空，而不向外布散。

[5] 腠理：此处指汗孔。

[6] 聚沫：津液因寒气凝滞不行而聚为水液。沫，指凝滞不行的水液。

[7] 湿：《甲乙经》《太素》并作"涩"。

［8］留:《甲乙经》《太素》并作"流"。

【提要】

此段阐释了津液的生成、输布，以及四时阴阳变化对津液气化的影响。

【图表解】

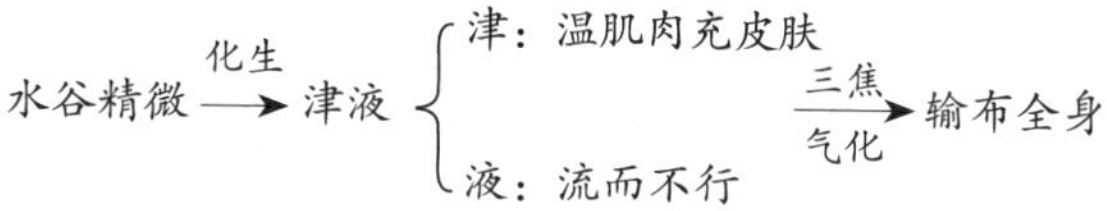

图 2-2-15　津液生成和输布

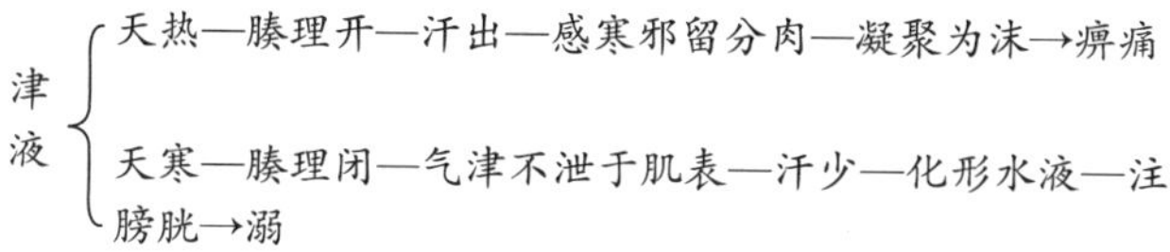

图 2-2-16　四时阴阳变化对津液气化的影响

第三节　五脏藏神

【原文】

☆ 2301 黄帝問於岐伯曰：凡刺之法，先必本於神。血脈營氣精神，此五藏之所藏也。至其淫泆離藏則精失，魂魄飛揚，志意恍亂，智慮去身者，何因而然乎？天之罪與？人之過乎？何謂德、氣、生、精、神、魂、魄、心、意、志、思、智、慮？請問其故。

岐伯答曰：天之在我者德也[1]，地之在我者氣也[2]，德流氣薄而生者[3]也。故生之來謂之精[4]，兩精相搏謂之神[5]，隨神往來者謂之魂[6]，并精而出入者謂之魄[7]，所以任物者謂之心[8]，心有所憶謂之意[9]，意之所存謂之志[10]，因志而存變謂之思[11]，因思而遠慕謂之慮[12]，因慮而處物謂之智[13]。故智者之養生也，必順四時而適寒暑，和喜怒而安居處，節陰陽而調剛柔，如是則僻邪[14]不至，長生久視[15]。

(《靈樞·本神》)

【校注】

[1] 天之在我者德也：指天所賦予人類的規律。德，自然規律。

[2] 地之在我者气也：指地所賦予人類的物質就是气。气，成形的物質。

[3] 德流气薄而生者：由于天之德下流，地之气上交，人类就有了生命现象。薄，通"迫"，相交。此指地气升腾而与天德交合。

[4] 故生之来谓之精：与生俱来维持人体生命活动的基本物质称为精。

[5] 两精相搏谓之神：男女交媾，阴阳两精结合而形成的生机称之为神。

[6] 随神往来者谓之魂：依赖于神并与之往来活

动的知觉机能称为魂。魂，精神活动的一种表现形式，属于狭义之神的一种。

［7］并精而出入者谓之魄：依赖于先天之精并与之往来活动的生理本能称为魄。

［8］所以任物者谓之心：可以承担接受外界事物刺激并做出相应反应的机能称为心。任，负担，主持。

［9］心有所忆谓之意：具有接受外界事物刺激并做出相应反应的器官所进行的思维活动称为意。忆，思念，回忆，此指思维活动。

［10］意之所存谓之志：对表象、联想等意念积累之后所形成的认识称为志。存，保存，积累。志，通"识"。

［11］因志而存变谓之思：根据感性认识而进行反复考虑的过程称为思。主要是指对感性认识反复考虑的过程。

［12］因思而远慕谓之虑：在思考过程中，由近及远的推想称为虑。

［13］因虑而处物谓之智：在进行长远思虑基础上，能够正确地处理外界的各种事物称之为智。

［14］僻邪：邪气。

［15］长生久视：谓生命长久。

【提要】

此段论述了人的生命源于天地德气的阴阳交感，描述了魂、魄、意、志、思、虑、智的概念及人类的思维认知过程，并据此提出了智者养生之道。

【图表解】

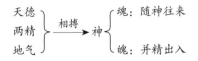

图 2-3-1　神的产生和分类

$$认知思维过程\begin{cases}所以任物者谓之心 \\ 心有所忆谓之意 \\ 意之所存谓之志 \\ 因志而存变谓之思 \\ 因思而远慕谓之虑 \\ 因虑而处物谓之智\end{cases}$$

图 2-3-2　认知思维过程

$$智者养生\begin{cases}顺四时而适寒暑 \\ 和喜怒而安居处 \\ 节阴阳而调刚柔\end{cases} \xrightarrow{守神} 僻邪不至 \longrightarrow 长生久视$$

图 2-3-3　智者养生之道

【原文】

2302 是故怵惕[1]思虑者则伤神，神伤则恐惧，流淫而不止[2]。因悲哀动中者，竭绝而失生[3]。喜乐者，神惮散而不藏[4]。愁忧者，气闭塞而不行。盛怒者，迷惑而不治[5]。恐惧者，神荡惮[6]而不收。

（《灵枢·本神》）

【校注】

[1] 怵惕：恐惧，惊慌不安。张介宾曰："怵，恐也。惕，惊也。"

[2] 恐惧流淫而不止：神气受到伤害后，人的情绪就惊慌不安，阴精流泄不止。

[3] 竭绝而失生：因内脏精气衰竭而死亡。

[4] 神惮散而不藏：暴喜狂乐无度就会使神气四散而不能藏守于内。惮散，即"惮漫"，纵逸貌。

[5] 迷惑而不治：过分恼怒会使神志昏迷惶惑而散乱。治，安定。

[6] 荡惮：散乱貌。

【提要】

本段论述情志致病损伤内脏的病机变化特点。

【图表解】

情志致病病机
- 怵惕思虑者则神伤，恐惧，流淫不止——→伤心、肾
- 悲哀动中者竭绝而失生——→伤肺、肝
- 喜乐者神惮散而不藏——→伤心、肺
- 愁忧者气闭塞而不行——→伤脾、肺
- 盛怒者迷惑而不治——→伤肝、肾
- 恐惧者神荡惮而不收——→伤肾、心

图 2-3-4　情志致病病机

【原文】

2302 心怵惕思虑则伤神，神伤则恐惧自失[1]，

破䐃脱肉[2]，毛悴色夭[3]，死於冬。脾愁憂而不解则伤意，意伤则悗乱[4]，四肢不举，毛悴色夭，死於春。肝悲哀动中则伤魂，魂伤则狂忘不精，不精则不正[5]，当人阴缩而挛筋，两胁骨不举，毛悴色夭，死於秋。肺喜乐无极则伤魄，魄伤则狂，狂者意不存人[6]，皮革焦[7]，毛悴色夭，死於夏。肾盛怒而不止则伤志[8]，志伤则喜忘其前言，腰脊不可以俛仰屈伸，毛悴色夭，死於季夏[9]。

恐懼而不解则伤精，精伤则骨痠痿厥[10]，精时自下。是故五藏主藏精者也，不可伤，伤则失守而阴虚，阴虚则无气，无气则死矣。是故用针者，察观病人之态，以知精神魂魄之存亡得失之意，五者以伤，针不可以治之也。

（《灵枢·本神》）

【校注】

[1] 自失：控制不住自己。

[2] 破䐃（jùn）脱肉：指肌肉消瘦下陷。䐃，隆起的大块肌肉。

[3] 毛悴色夭：毛发衰败，面色灰暗。

[4] 悗（mán）乱：烦闷烦乱。

[5] 魂伤则狂忘不精，不精则不正：魂受到伤害之后，人就会情绪狂乱，处事有失精明而邪妄不正。

[6] 狂者意不存人：谓精神失常的人思想上对外界旁若无人。

［7］皮革焦：皮肤干枯。革，皮肤。焦，干枯。

［8］肾盛怒而不止则伤志：过度发怒而不止则肝气疏泄太过，肾中精气失去封藏，使在肾所藏之志受到伤害。

［9］季夏：夏季之末。

［10］痿厥：四肢不用之痿证和四肢逆冷之厥证。

【提要】

此段论述情志过极伤及五脏的症状及预后。五脏藏精气化神，情志过激伤及五脏可导致精气神的损伤。

【图表解】

情志过极伤脏
- 心怵惕思虑则伤神
  - 症状：恐惧自失，流淫不止，破䐃脱肉
  - 预后：毛悴色夭，死于冬
- 脾愁忧不解则伤意
  - 症状：气闭塞不行，悗乱，四肢不举
  - 预后：毛悴色夭，死于春
- 肝悲哀动中则伤魂
  - 症状：竭绝失生，狂忘不精，阴缩挛筋两胁骨不举
  - 预后：毛悴色夭，死于秋
- 肺喜乐无极则伤魄
  - 症状：神惮散不藏，狂，意不存人，皮革焦
  - 预后：毛悴色夭，死于夏
- 肾 盛怒不止／恐惧不解
  - 症状：迷惑不治，神荡惮不收喜忘前言，腰脊不可以俯仰屈伸骨酸痿厥，精时自下
  - 预后：毛悴色夭，死于季夏

图 2-3-5　情志过极伤及五脏的症状及预后

【原文】

☆ 2303肝藏血，血舍魂[1]，肝氣虛則恐，實則怒。脾藏營，營舍意，脾氣虛則四肢不用，五藏不安，實則腹脹經溲不利[2]。心藏脈，脈舍神。心氣虛則悲，實則笑不休。肺藏氣，氣舍魄。肺氣虛則鼻塞不利，少氣，實則喘喝[3]胸盈仰息。腎藏精，精舍志，腎氣虛則厥，實則脹，五藏不安。必審五藏之病形，以知其氣之虛實，謹而調之也。

（《靈樞·本神》）

【校注】

[1]血舍魂：魂舍于血，而以血为养。

[2]经溲不利：大小便不利。经，《甲乙经》作"泾"，指小便。前溲指小便，后溲指大便。

[3]喘喝：呼吸急促而有声。

【提要】

本段论述了五脏藏精气化神，及五脏虚实的症状。

【图表解】

表2-3-1　五藏藏舍及虚实证候

五脏	所藏	所舍	所病	
			虚	实
肝	血	魂	恐	怒
脾	营	意	四肢不用，五脏不安	腹胀，经溲不利

续表

五脏	所藏	所舍	所病	
			虚	实
心	脉	神	悲	笑不休
肺	气	魄	鼻塞不利，少气	喘喝，胸盈仰息
肾	精	志	厥	胀，五脏不安

【原文】

2304 人之血氣精神者，所以奉生而周於性命[1]者也。經脈者，所以行血氣而營陰陽[2]，濡筋骨，利關節者也；衛氣者，所以溫分肉[3]，充皮膚，肥腠理[4]，司開闔[5]者也；志意[6]者，所以御[7]精神，收魂魄，適寒溫，和喜怒者也。

(《靈樞·本藏》)

【校注】

[1] 奉生而周于性命：谓血气精神奉养身体并维系人体的生命活动。奉，养，供养。周，维护之意。

[2] 营阴阳：谓营养人体的全身各部分。营，营养。阴阳，指全身内外、上下各部分。

[3] 分肉：即肌肉。

[4] 肥腠理：充益腠理。

[5] 开阖：指汗孔的开合。

[6] 志意：指神的自我控制调节能力。

[7] 御：统御，统摄。

【提要】

本条文阐述了经脉、卫气、意志功能作用，以说明人之血气精神在人体生命活动中的重要作用。

【图表解】

$$
血气精神
\begin{cases}
经脉：行气血，营阴阳，濡筋骨，利关节 \\
卫气：温分肉，充皮肤，肥腠理，司开阖 \\
志意：御精神，收魂魄，适寒温，和喜怒
\end{cases}
$$

图 2-3-6　血气精神的作用

【原文】

2304 是故血和則經脈流行，營覆陰陽[1]，筋骨勁強，關節清利[2]矣；衛氣和則分肉解利[3]，皮膚調柔，腠理緻密矣；志意和則精神專直[4]，魂魄不散，悔怒不起，五藏不受邪矣；寒溫和則六府化穀，風痹[5]不作，經脈通利，肢節得安矣，此人之常平[6]也。

（《靈樞·本藏》）

【校注】

[1] 营复阴阳：指气血循环往复地运行于全身各处。复，周而复始。阴阳，泛指全身。

[2] 清利：滑润而灵活。清，通"滑"。

[3] 解利：舒缓而滑利的意思。

[4] 专直：专注而守一。

〔5〕风痹：泛指外邪伤于人体而致气机闭阻的多种病证。

〔6〕常平：指正常的生理状态。

【提要】

本段论述了"人之常平"的标准，提出了中医以"和"为主的健康标准。

【图表解】

人之常平
血和：经脉流行，营复阴阳，筋骨劲强，关节清利
卫气和：分肉解利，皮肤调柔，腠理致密
志意和：精神专直，魂魄不散，悔怒不起，五脏不受邪
寒温和：六腑化谷，风痹不作，经脉通利，肢节得安

图 2-3-7　人之常平的标准

【原文】

2305 平人则不然，胃满则肠虚，肠满则胃虚，更虚更满，故气得上下，五藏安定，血脉和利，精神乃居，故神者，水谷之精气也。

（《灵枢·平人绝谷》）

【提要】

此段阐述了人体精神活动以脾胃化生的水谷精气为物质基础的原理。

【图表解】

平人 {
胃满则肠虚
肠满则胃虚
} 更虚更满，气得上下 → 五脏安定，血脉和利 → 精神乃居（神者水谷精气）

图 2-3-8　神以水谷为本

第三章　经络

第一节　十二经脉

【原文】

☆ 3101 雷公問於黃帝曰:《禁脈》之言[1]，凡刺之理，經脈爲始[2]。營其所行[3]，制其度量[4]，內次五藏，外別六府[5]，願盡聞其道。

黃帝曰：人始生，先成精[6]，精成而腦髓生[7]，骨爲幹[8]，脈爲營[9]，筋爲剛[10]，肉爲牆[11]，皮膚堅而毛髮長[12]。穀入於胃，脈道以通，血氣乃行[13]。

（《靈樞·經脈》）

【校注】

［1］禁脉之言：脉，当作"服"。指《灵枢·禁服》中的言论。

［2］经脉为始：要掌握针刺理论，必须以经脉为根本。始，开端，基础。

［3］营其所行：要探求经脉的循行路线。营，度，测量。

［4］制其度量：应确定经脉的长短、大小等标准。

制，裁断，确定。度量，指经脉的长度、大小等。制，《灵枢·禁服》作"知"。

[5] 内次五脏，外别六腑：此二句互文，指依次分辨出各条经脉与五脏六腑内外相通的联系。次、别二字，《灵枢·禁服》均作"刾"。

[6] 人始生，先成精：生命形成之前，由是父母生殖之精相合形成胚胎。

[7] 精成而脑髓生：阴阳两精媾合，胚胎发育后，脑髓便随之而生成。

[8] 骨为干：骨骼构成了人体的支架。干，即筑墙时立于其两头的木架。

[9] 脉为营：经脉构成运行血气的通道。营，输运。

[10] 筋为刚：筋构成人体连骨属肉的网络。刚，通"纲"。

[11] 肉为墙：肌肉构成人体的外围屏障。墙，比喻肌肉卫护机体的作用。

[12] 皮肤坚而毛发长：皮肤生成并长得坚厚时毛发便得以生长。

[13] 谷入于胃，脉道以通，血气乃行：人在出生之后，水谷便进入胃而运化，经脉才充盈畅通，血气便能运行全身。

【提要】

此段论述了人生命形成发育的过程，以及骨、脉、筋、肉、皮在人体生命中的功能作用。

【图表解】

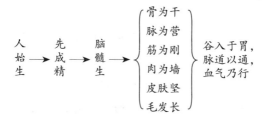

人始生 → 先成精 → 脑髓生 → {骨为干 / 脉为营 / 筋为刚 / 肉为墙 / 皮肤坚 / 毛发长} → {谷入于胃，脉道以通，血气乃行}

图 3-1-1　生命的形成发育与经脉的生成

【原文】

雷公曰：願卒[1]聞經脈之始生。

黃帝曰：經脈者，所以能決死生[2]，處百病[2]，調虛實，不可不通。

（《靈樞·經脈》）

【校注】

[1] 卒：穷尽。

[2] 决死生，处百病：判断人的生死，处理各种疾病。

【提要】

本段论述了经脉的临床意义。

【图表解】

经脉作用 → {决死生 / 处百病 / 调虚实} → 不可不通

图 3-1-2　经脉的临床作用

【原文】

3102 肺手太陰之脈，起於中焦[1]，下絡大腸[2]，還循胃口[3]，上膈屬肺[4]，從肺系橫出腋下[5]，下循臑內[6]，行少陰心主之前[7]，下肘中，循臂內上骨下廉[8]，入寸口，上魚[9]，循魚際，出大指之端；其支者，從腕後直出次指內廉，出其端。

是動[10]則病肺脹滿，膨膨而喘咳，缺盆[11]中痛，甚則交兩手而瞀[12]，此爲臂厥[13]。

是主肺所生病[14]者，欬，上氣喘渴[15]，煩心胸滿，臑臂內前廉痛厥[16]，掌中熱。氣盛有餘，則肩背痛風寒，汗出中風，小便數而欠[17]。氣虛則肩背痛寒，少氣不足以息，溺色變[18]。

(《靈樞·經脈》)

【校注】

[1] 起于中焦：手太阴经起始于中脘部位。起，经脉的起点。中焦，指中脘。

[2] 下络大肠：向下绕行而与大肠相联络。络，凡经脉与其为表里之脏腑相连曰络。

[3] 还循胃口：脉气返回来顺着胃的上口运行。还，指经脉改变方向，去而复回。循，指经脉沿着其部位运行。胃口，此指胃上口贲门。

[4] 上膈属肺：脉气向上穿过膈膜，归入本脏，与肺相连属。上，指经脉自下而上运行。膈，横膈膜。属，指经脉行于本脏。

[5] 从肺系横出腋下：指经脉从喉部横着向外出于腋下。肺系，指喉咙。横，指经脉平行。出，指经脉由深部行到浅部。

[6] 臑内：指上臂的内侧。臑，肩、肘之间部位。

[7] 行少阴心主之前：指此脉从手少阴心经和手厥阴心包经的前面走过。行，指经脉从他经之旁走过。少阴心主，指手少阴心经和手厥阴心包经。

[8] 臂内上骨下廉：指前臂内侧桡骨的前缘。廉，边，侧。

[9] 鱼：张介宾曰："手腕之前，大指本节之间，其肥肉隆起，形如鱼者，俗谓之鱼。"

[10] 是动：本经因受外邪影响而出现的异常情况。是，此。动，变动，病变。以下各经同。

[11] 缺盆：此指锁骨上窝。

[12] 瞀（mào）：视力模糊不清。

[13] 臂厥：臂部经脉之气厥逆上行之证。

[14] 所生病：本经脏腑发生的病变。

[15] 喘渴：气喘有声貌。渴，当作"喝"，喘气声。

[16] 厥：《脉经》《千金》《十四经发挥》引文并无此字。可参。

[17] 小便数而欠：小便次数多而尿量少。欠，不足，一说指呵欠。

[18] 溺色变：尿色异常，如色黄、浑浊等。

【原文】

3103 大肠手阳明之脉，起於大指次指[1]之端，循指上廉，出合谷两骨之间[2]，上入两筋之中[3]，循臂上廉，入肘外廉，上臑外前廉，上肩，出髃骨[4]之前廉，上出於柱骨之會上[5]，下入缺盆，络肺，下膈属大肠。其支者，從缺盆上颈贯颊[6]，入下齒中，還出挟[7]口，交人中[8]，左之右，右之左，上挟鼻孔。

是動則病齒痛颈腫。

是主津液所生病[9]者，目黄，口乾，鼽衄[10]，喉痹[11]，肩前臑痛，大指次指痛不用。氣有餘則當脈所過者熱腫，虛則寒慄不復[12]。

（《靈樞·經脈》）

【校注】

[1] 大指次指：大指之側的第二指，即食指。

[2] 合谷两骨之间：合谷在第一、二掌骨之间。合谷，穴名，在拇指、食指的歧骨间。两骨，第一掌骨与第二掌骨。

[3] 两筋之中：拇长伸肌腱与拇短伸肌腱之间的过腕关节处。其穴名叫阳溪。

[4] 髃（yú）骨：肩胛骨与锁骨相连的肩峰处。

[5] 柱骨之会上：肩胛之上颈骨隆起处。因六阳经会合于此，故称"会上"。柱骨，第七颈椎棘突。

[6] 贯颊：经脉穿过面颊。贯，经脉从某部位穿

过。颊，面旁耳下曲处，当下颌角之前。

[7] 挟：并行于两侧曰挟。

[8] 交人中：经脉交叉于人中。交，经脉在某部位彼此交叉。

[9] 津液所生病：由于体内津液失常导致的疾病。津液，泛指体内由水谷化生的一切水液。其清稀者称为津，浊稠者称为液。

[10] 鼽（qiú）衄：鼻流清涕为鼽，鼻出血为衄。

[11] 喉痹：喉中肿闭，言语、呼吸困难之病。

[12] 寒慄不复：寒冷颤抖，难以恢复。不复，难得温暖之义。

【原文】

3104 胃足陽明之脈，起於鼻之交頞中[1]，旁納太陽之脈[2]，下循鼻外，入上齒中，還出挾口環[3]唇，下交承漿[4]，卻循頤後下廉[5]，出大迎[6]，循頰車[7]，上耳前，過客主人[8]，循髮際，至額顱[9]；其支者，從大迎前下人迎[10]，循喉嚨，入缺盆，下膈屬胃絡脾；其直者[11]，從缺盆下乳內廉，下挾臍，入氣街中；其支者，起於胃口[12]，下循腹裏，下至氣街[13]中而合，以下髀關[14]，抵伏兔[15]，下膝臏[16]中，下循脛外廉，下足跗[17]，入中指內間；其支者，下廉三寸而別，下入中趾外間；其支者，別跗上，入大之間出其端。

是動則病洒洒振寒[18]，善呻數欠，顏黑，病至则恶人与火，闻木声则惕然[19]而惊，心欲动，独闭户塞牖[20]而处，甚则欲上高而歌，弃衣而走，贲响[21]腹胀，是为骭厥[22]。

是主血所生病[23]者，狂疟温淫汗出，鼽衄，口喎唇胗[24]，颈肿喉痹，大腹水肿，膝膑肿痛，循膺、乳、气街、股、伏兔、骭外廉、足跗上皆痛，中指不用。气盛则身以前皆热。其有余于胃，则消谷善饥，溺色黄。气不足则身以前皆寒慄，胃中寒则胀满。

（《灵枢·经脉》）

【校注】

［1］起于鼻之交頞（è）中：足阳明胃经起始于鼻翼两侧，上行到鼻根部时左右相交。頞，鼻梁。

［2］旁纳太阳之脉：足阳明胃经与旁侧足太阳膀胱经交会。

［3］环：经脉围绕其周围曰环。

［4］承浆：下唇中央下方的凹陷处。亦穴名。

［5］却循颐后下廉：足阳明经又回过头沿着口腮后下方运行。却，指经脉进而退转。颐，口角下方、腮前下方的部位。

［6］大迎：穴名，位于颊车前，在下颌部咬肌止端的前缘处。

［7］颊车：下颌骨。亦穴名，在下颌角前咬肌处。

［8］过客主人：从上关穴旁经过。客主人，穴名，

即上关穴，位于耳前颧弓上缘。

　　[9] 额颅：前额骨部，位于发下眉上之处。

　　[10] 人迎：穴名，位于结喉旁一寸五分动脉处。

　　[11] 其直者：从缺盆直行的脉。直，指经脉之直行者。

　　[12] 气街：穴名。在少腹下方，毛际两侧。又名气冲。

　　[13] 胃口：指胃下口幽门。

　　[14] 髀关：穴名。在股部前上方。

　　[15] 伏兔：穴名。位于大腿前方肌肉隆起处。

　　[16] 膝膑：膝盖骨。

　　[17] 跗：足背。

　　[18] 洒洒振寒：形容寒冷发抖的样子。

　　[19] 惕然：惊悸貌。

　　[20] 牖：窗户。

　　[21] 贲响：肠鸣。

　　[22] 骭（gàn）厥：指循行足胫部位的胃经气血逆乱。骭，指小腿。

　　[23] 血所生病：张介宾："中焦受谷，变化而赤为血，故阳明为多气多血之经，而主血所生病者。"

　　[24] 口㖞唇胗：口角歪斜、口唇生疮。胗，同"疹"。

【原文】

3105 脾足太陰之脈，起於大指之端，循趾內側白肉際[1]，過核骨[2]後，上內踝前廉，上踹[3]內，循脛骨後，交出厥陰之前，上膝股內前廉，入腹屬脾絡胃，上膈挾咽[4]，連舌本[5]，散舌下；其支者，復從胃別上膈，注心中。

是動則病舌本強，食則嘔，胃脘痛，腹脹，善噫，得後與氣[6]則快然如衰[7]，身體皆重。

是主脾所生病者，舌本痛，體不能動搖，食不下，煩心，心下急痛，溏，瘕泄[8]，水閉，黃疸，不能臥，強立[9]，股膝內腫厥，足大指不用。

（《靈樞·經脈》）

【校注】

[1] 白肉际：赤白肉际。手足两侧阴阳面分界处，阳面为赤色，阴面为白色，称赤白肉际。

[2] 核骨：足大趾本节后内侧凸出的半圆骨。

[3] 踹：又作"腨（shuàn）"。指腓肠肌处，俗称小腿肚。

[4] 咽：指食管。

[5] 舌本：舌根。

[6] 得后与气：在解过大便或放屁之后。后，大便。气，矢气，俗称放屁。

[7] 快然如衰：感觉爽快，病情似已衰退。衰，病势衰退，病情减轻。

[8] 溏，瘕泄：溏，指大便稀薄。瘕，腹部忽聚忽散的结块。泄，指水泻。

［9］强立：勉强站立。

【原文】

3106 心手少陰之脈，起於心中，出屬心系[1]，下膈絡小腸；其支者，從心系上挾咽，繫目系[2]；其直者，復從心系卻上肺，下出腋下，下循臑內後廉，行太陰、心主之後[3]，下肘內，循臂內後廉，抵掌後銳骨[4]之端，入掌內後廉，循小指之內出其端。

是動則病嗌乾[5]，心痛，渴而欲飲，是爲臂厥[6]。

是主心所生病者，目黃，脅痛，臑臂內後廉痛厥，掌中熱痛。

（《靈樞·經脈》）

【校注】

［1］心系：心脏与其他脏器相联系的脉络。滑寿："五脏系皆通于心，而心通五脏系也。"

［2］目系：眼球内连于脑的脉络。

［3］行太阴：心主之后：心经从手太阴肺经和手厥阴心包经的后面走过。太阴，指手太阴肺经。心主，指手厥阴心包经。

［4］锐骨：又称兑骨，即尺骨茎突。

［5］嗌干：咽部干燥。

［6］臂厥：循行于手臂的心经气血逆乱之证。

【原文】

3107 小腸手太陽之脈，起於小指之端，循手外側上腕，出踝[1]中，直上循臂骨下廉，出肘內側兩筋之間，上循臑外後廉，出肩解[2]，繞肩胛，交肩上，入缺盆絡心，循咽下膈，抵胃屬小腸；其支者，從缺盆循頸上頰，至目銳眥[3]，卻入耳中；其支者，別頰上䪼[4]，抵鼻，至目內眥[5]，斜絡於顴[6]。

是動則病嗌痛頷[7]腫，不可以顧[8]，肩似拔，臑似折[9]。

是主液所生病[10]者，耳聾目黃，頰腫，頸頷肩臑肘臂外後廉痛。

（《靈樞·經脈》）

【校注】

[1] 踝：指锐骨，即尺骨茎突。

[2] 肩解：肩胛关节后侧。

[3] 目锐眥：即眼外角。

[4] 䪼（zhuō）：眼眶下部，包括颧骨内连及上牙龈部位。

[5] 目内眥：即内眼角。上下眼睑在鼻侧连结的部位。

[6] 颧：位于眼的外下方颜面部隆起的部分，即颧骨部。

[7] 頷（hàn）：指腮下。

[8] 顾：回头看，此指转动头项。

［9］肩似拔，臑似折：肩痛得如同被拔开，臂痛得如同被折断。

［10］是主液所生病：小肠经由所主之液发生的病变。

【原文】

3108 膀胱足太陽之脈，起於目內眥，上額交巔[1]；其支者，從巔至耳上循[2]。其直者，從巔入絡腦，還出別下項，循肩髆[3]內，挾脊[4]抵腰中，入循膂[5]，絡腎屬膀胱；其支者，從腰中下挾脊，貫臀入膕中；其支者，從髆內左右別下貫胛，挾脊內過髀樞[6]，循髀外從後廉下合膕中，以下貫踹內，出外踝之後，循京骨[7]，至小指外側。

是動則病衝頭痛[8]，目似脫，項如拔，脊痛，腰似折，髀不可以曲，膕如結，踹如裂，是爲踝厥[9]。

是主筋所生病者，痔，瘧，狂癲疾，頭顖[10]項痛，目黃淚出，鼽衄，項、背、腰、尻[11]、膕、踹、腳皆痛，小指不用。

（《靈樞·經脈》）

【校注】

［1］交巔：在头顶交会。巔，头顶正中最高处，当百会穴之所在。

［2］耳上循：即耳壳的上部。

［3］肩髆：指肩胛骨。

［4］脊：指脊椎骨。

［5］膂：指脊椎骨两旁的肌肉。

［6］髀枢：指股骨上端的关节。即股骨大转子部位。

［7］京骨：足小趾本节后突出的半圆骨。

［8］冲头痛：因邪气上冲而引起的头痛。

［9］踝厥：指循于外踝部位的足太阳经气血逆乱之证。

［10］头囟：头顶囟门。

［11］尻：骶骨处。

【原文】

3109 腎足少陰之脈，起於小指之下，邪走足心[1]，出於然谷[2]之下，循內踝之後，別入跟[3]中，以上腨內，出膕內廉，上股內後廉，貫脊，屬腎絡膀胱；其直者從腎上貫肝膈，入肺中，循喉嚨，挾舌本；其支者，從肺出絡心，注胸中。

是動則病饑不欲食[4]，面如漆柴[5]，咳唾則有血，喝喝[6]而喘，坐而欲起，目𥊈𥊈[7]如無所見，心如懸若饑狀[8]，氣不足則善恐，心惕惕如人將捕之，是爲骨厥[9]。

是主腎所生病者，口熱舌乾，咽腫，上氣，嗌乾及痛，煩心，心痛，黃疸，腸澼[10]，脊股內後廉痛，痿厥[11]，嗜臥[12]，足下熱而痛。

（《靈樞·經脈》）

【校注】

[1] 邪走足心：斜着走向足心的涌泉穴。邪，通"斜"。

[2] 然谷：穴名，别名龙渊、然骨。在内踝前大骨下陷中。

[3] 跟：指脚跟。

[4] 饥不欲食：虽觉饥饿却不想进食。

[5] 面如漆柴：形容面色黑而枯槁。

[6] 喝喝：喘息声。

[7] 䀮（huāng）䀮：视物不清貌。

[8] 心如悬若饥状：心中空荡荡像受饥挨饿似的。悬若，空虚貌。张介宾曰："心肾不交则精神离散，故心如悬。阴虚则内馁，故常若饥状。"

[9] 骨厥：肾主骨，故因肾经脉气上逆而出现的病证称为"骨厥"。

[10] 肠澼：痢疾的古名。肾开窍于前后二阴，故病肠澼。

[11] 痿厥：四肢痿弱、肢端发凉之症。

[12] 嗜卧：张介宾曰："多阴少阳，精神匮也。《逆调论》曰：'肾者水脏，主津液，主卧与喘也'。"

【原文】

3110 心主[1]手厥阴心包络之脉，起於胸中，出屬心包络，下膈，厯[2]络三焦；其支者，循胸出脅，下腋三寸，上抵腋下，循臑内，行太陰少陰之间，入肘中，下臂行两筋之间，入掌中，循中指出其端；其支者，别掌中，循小指次指[3]出其端。

是动则病手心热，臂肘挛急，腋肿，甚则胸胁支满，心中憺憺[4]火动，面赤目黄，喜笑不休。

是主脉所生病[5]者，烦心心痛，掌中热。

（《灵枢·经脉》）

【校注】

[1] 心主：心包络之经。因心包络为心所主，故称"心主"。

[2] 历：顺次经过。

[3] 小指次指：无名指。

[4] 憺（dàn）憺：通"惮惮"，忧惧貌。

[5] 是主脉所生病：心包经所主之脉发生的病变。张志聪曰："心主血而包络代君行令，故主脉，是主脉之包络所生病者。"

【原文】

3111 三焦手少阳之脉，起於小指次指之端，上出两指之间[1]，循手表腕[2]，出臂外两骨[3]之间，上贯肘，循臑外上肩而交出足少阳之後，入缺盆，布膻中[4]，散落[5]心包，下膈，循属三焦。其支者，从膻中上出缺盆，上项系耳後，直上出耳上角，以屈下颊至頔；其支者，从耳後入耳中，出走耳前，过客主人前，交颊，至目锐眦。

是动则病耳聋浑浑焞焞[6]，嗌肿喉痹。

是主氣所生病[7]者，汗出，目銳眥痛，頰痛，耳後肩臑肘臂外皆痛，小指次指不用。

（《靈樞·經脈》）

【校注】

［1］两指之间：指第四、第五掌骨之间。

［2］手表腕：指手背腕关节处。

［3］臂外两骨：指前臂外侧的尺骨和桡骨。

［4］膻中：胸腹间的部位，心肺居其中，为宗气积聚之处，故亦称气海。

［5］落：《太素》《甲乙经》均作“络”。为是。

［6］浑浑焞（tūn）焞：听觉模糊不清貌。

［7］是主气所生病：指三焦经所主之气发生的病变。

【原文】

3112 膽足少陽之脈，起於目銳眥，上抵頭角[1]，下耳後，循頸行手少陽之前，至肩上，却交出手少陽之後，入缺盆。其支者，從耳後入耳中，出走耳前，至目銳眥後；其支者，別銳眥，下大迎，合於手少陽，抵於頗，下加頰車，下頸合缺盆，以下胸中，貫膈絡肝屬膽，循脅裏，出氣街，繞毛際[2]，橫入髀厭[3]中；其直者，從缺盆下腋，循胸過季脅[4]，下合髀厭中，以下循髀陽[5]，出膝外廉，下外輔骨[6]之前，直下抵絕骨[7]之端，下出外踝之前，循足跗上，入小指次指之間[8]；其支者，别跗上，入大指之间，循大指歧骨[9]内，出其端，还贯爪甲，出三毛[10]。

是动则病口苦，善太息，心胁痛不能转侧，甚则面微有尘[11]，体无膏泽[12]，足外反热，是为阳厥[13]。

是主骨所生病[14]者，头痛，颔痛，目锐眦痛，缺盆中肿痛，腋下肿，马刀侠瘿[15]，汗出振寒，疟，胸胁肋髀膝外至胫绝骨外踝前及诸节皆痛，小指次指不用。

（《灵枢·经脉》）

【校注】

[1]头角：即额角，位于前额发际左右两端弯曲下垂之处。

[2]毛际：耻骨处阴毛的边际。

[3]髀厌：即髀枢部位。在股骨上端关节大转子外侧的最上方，为股骨向外显著隆起的部分。

[4]季胁：胸肋下两侧的软骨部分。

[5]髀阳：股骨的外侧。

[6]外辅骨：即腓骨。

[7]绝骨：腓骨下段凹陷处。

[8]小指次指之间：第四、第五跖骨之间。

[9]大指歧骨：第一、第二跖骨。

[10]三毛：指足大趾爪甲后生毛处，相当于足大趾趾骨第二节部分。

〔11〕面有微尘：面色灰暗，如蒙上一层尘土一样。

〔12〕体无膏泽：全身皮肤枯槁，失去润泽之色。

〔13〕阳厥：少阳之气上冲，气血逆乱之证。

〔14〕是主骨所生病：指由足少阳经所主之骨产生的病变。

〔15〕马刀侠瘿：凡瘰疬生于腋下、形如马刀的叫"马刀"，生于颈旁、形如串珠的称"侠瘿"。

【原文】

3113 肝足厥陰之脈，起於大指叢毛之際[1]，上循足跗上廉，去內踝一寸，上踝八寸，交出太陰之後，上膕內廉，循股陰[2]入毛中，過陰器，抵小腹，挾胃屬肝絡膽，上貫膈，布脅肋，循喉嚨之後，上入頏顙[3]，連目系，上出額，與督脈會於巔；其支者，從目系下頰裏，環唇內；其支者，復從肝別貫膈，上注肺。

是動則病腰痛不可以俛仰，丈夫㿗疝[4]，婦人少腹腫，甚則嗌乾，面塵脫色。

是主肝所生病者，胸滿，嘔逆，飧泄[5]，狐疝[6]，遺溺，閉癃[7]。

（《靈樞·經脈》）

【校注】

〔1〕大指丛毛之际：足大趾爪甲后面生长毫毛之处，亦即足大趾趾骨第一节后方皮肤横纹的部位。

〔2〕股阴：大腿的内侧。

［3］颃颡：上腭与鼻相通的孔窍处。

［4］癀疝：疝气的一种，症见睾丸肿痛下坠。

［5］飧泄：腹泻的一种，症见完谷不化、大便稀薄。

［6］狐疝：疝气的一种，症见腹股沟胀痛，肿块时大时小、时上时下。

［7］闭癃：小便闭涩不利。闭，是指小便闭塞，点滴不出。癃，是指小便不畅，点滴而出。

【提要】（3102～3113）

以上十二条经文论述了十二经脉的循行和是动病、所生病，其中是动病是指经脉自身发生的疾病，而所生病是经脉所能治疗的病证。

【图表解】3102～3113

表 3-1-1　十二经脉循行发病表

手太阴肺经	循行：中焦（胃）→大肠→循胃口→膈→肺→喉咙→腋下→臑内→行少阴心主之前→肘中→臂内上骨下廉（前臂）→寸口→大鱼际→大指桡侧末端
	其支：从腕后直出次指内廉（桡侧末端）
	是动病：肺胀满膨膨而喘咳，缺盆中痛，甚则交两手而瞀
	所生病：肺——咳，上气，喘渴，烦心胸满，臑臂内前廉痛厥，掌中热 气有余——肩背痛风寒，汗出中风，小便数而欠 气不足——肩背痛寒，少气不足以息，溺色变

手阳明大肠经	循行：食指端→合谷两骨之间（第一、二掌骨之间）→臂上廉→肘外廉→臑外前廉→肩，出髃骨之前廉（肩关节前上方）→柱骨之会（脊柱骨内大椎穴）→缺盆→肺→膈→大肠
	其支：缺盆→颈→颊→下齿→挟口（上唇）→人中（左之右，右之左）→挟鼻孔（鼻翼两旁）
	是动病：齿痛颈肿
	所生病：津液——目黄口干，鼽衄，喉痹，肩前臑痛，大指次指痛不用 气有余——热肿 气不足——寒慄不复
足阳明胃经	循行：鼻之交頞（鼻翼两旁）→纳太阳之脉（鼻根部）→鼻外→上齿→挟口环唇→承浆→颐后下廉（下颌后下方）→大迎→颊车→耳前（上关穴）→发际→额颅（交督脉） 其支：大迎→人迎→喉咙→缺盆→膈→胃→脾 其直：缺盆→乳内廉→挟脐→气街 其支：胃口→腹→气街→髀关（大腿前穴）→伏兔→膝膑中（外膝眼）→胫外廉→足跗→中指内间（足大趾内侧） 其支：下廉三寸→中趾外间 其支：跗上→大趾端
	是动病：洒洒振寒，善呻数欠，颜黑 病至则恶人与火，闻木声则惕然而惊，心欲动，独闭户塞牖而处 甚则欲上高而歌，弃衣而走，贲响腹胀

足阳明胃经	所生病：血——狂疟温淫汗出，鼽衄，口喎唇胗，颈肿喉痹，大腹水肿，膝膑肿痛，循膺、乳、气街、股、伏兔、骭外廉、足跗上皆痛，中指不用 气有余——身以前皆热，有余于胃，则消谷善饥，溺色黄 气不足——身以前皆寒慄，胃中寒则胀满
足太阴脾经	循行：大趾之端（足大趾内侧）→趾内侧白肉际→核骨（第一趾跖关节突起）→内踝前廉→踹内（小腿肚内侧）→胫骨后→厥阴之前→膝股内前廉→腹→脾→胃→膈→咽→舌本（舌根）→舌下 其支：胃→膈→心中
	是动病：舌本强，食则呕，胃脘痛，腹胀善噫，得后与气则快然如衰，身体皆重
	所生病：脾——舌本痛，体不能动摇，食不下，烦心，心下急痛，溏、瘕泄、水闭、黄疸，不能卧，强立，股膝内肿厥，足大指不用
手少阴心经	循行：心→心系→膈→小肠 其支：心→咽→目系 其直：心系→肺→腋下→臑内后廉→太阴、心主之后→肘→臂内后廉→掌后锐骨之端（腕关节）→掌内后廉（第四、五掌骨间）→小指内端
	是动病：嗌干心痛，渴而欲饮
	所生病：心——目黄胁痛，臑臂内后廉痛厥，掌中热痛

手太阳小肠经	循行：小指端→手外侧→腕→踝→臂骨下廉→肘内侧两筋之间→臑外后廉（肩关节后方）→肩解，绕肩胛，交肩上→缺盆→心→咽→膈→胃→小肠 其支：缺盆→颈→颊→目锐眦（外）→耳 其支：颊上䪼→鼻→目内眦→颧
	是动病：嗌痛颔肿，不可以顾，肩似拔，臑似折
	所生病：液——耳聋目黄颊肿，颈颔肩臑肘臂外后廉痛
足太阳膀胱经	循行：目内眦→额→颠顶 其支：颠顶→耳上角 其直：颠顶→脑→项→肩髆（肩胛内侧）→脊（脊柱两旁）→腰→膂→肾→膀胱 其支：腰→脊→臀→腘中 其支：髆→胛→脊内→髀枢→髀外→后廉（大腿后外侧缘）→腘中→踹内→外踝后→京骨→小趾外侧
	是动病：冲头痛，目似脱，项如拔，脊痛腰似折，髀不可以曲，腘如结，踹如裂
	所生病：筋——痔，疟，狂癫疾，头囟项痛，目黄泪出鼽衄，项、背、腰、尻、腘、踹、脚皆痛，小指不用
足少阴肾经	循行：小指→足心→然谷之下（足舟骨粗隆下）→内踝→跟→踹（小腿肚内侧）→腘内廉→股内后廉→脊→肾→膀胱 其直：肾→肝→膈→肺→喉咙→舌本（舌根） 其支：肺→心→胸中
	是动病：饥不欲食，面如漆柴，咳唾则有血，喝喝而喘，坐而欲起，目䀮䀮如无所见，心如悬若饥状，气不足则善恐，心惕惕如人将捕之
	所生病：肾——口热舌干，咽肿，上气，嗌干及痛，烦心心痛，黄疸，肠澼，脊股内后廉痛，痿厥，嗜卧，足下热而痛

手厥阴心包经	循行：胸中→心包络→膈→三焦
	其支：胸→胁→腋下三寸→腋→臑内（上臂内侧，手太阴与手少阴之间）→肘→臂两筋之间→掌中→中指末端
	其支者，别掌中，循无名指，出其端
	是动病：手心热，臂肘挛急，腋肿甚则胸胁支满，心中憺憺大动，面赤目黄，喜笑不休
	所生病：脉——烦心心痛，掌中热
手少阳三焦经	循行：无名指之端→两指之间（四、五掌骨间）→（手背）腕→臂外两骨之间→肘→臑外→肩（交足少阳肩井穴）→缺盆→膻中→心包→膈→三焦
	其支：膻中→缺盆→项→耳后→耳上角→下颊→頔（眼眶）
	其支：耳后→耳中→耳前→客主人→颊→目锐眦（外）
	是动病：耳聋浑浑焞焞，嗌肿喉痹
	所生病：气——汗出，目锐眦痛，颊痛，耳后肩臑肘臂外皆痛，无名指不用
足少阳胆经	循行：目锐眦→头角（额）→耳后→颈（手少阳之前）→肩（手少阳之后）→缺盆
	其支：耳后→耳中→耳前→目锐眦后（外）
	其支：锐眦（外）→大迎→頔（眼眶下）→颊车→颈→缺盆→胸中→膈→肝→胆→胁→气街→毛际（阴毛）→髀厌（髋关节-环跳）
	其直：缺盆→腋→胸→季胁→髀厌（环跳）→髀阳（大腿外侧）→膝外廉→外辅骨前→绝骨之端（腓骨前）→外踝前→足跗上（足背）→小趾次趾之间
	其支：跗上（足背）→大趾之间（第一、二跖骨间）→大趾歧骨端→爪甲→三毛（交足厥阴经）

续表

足少阳胆经	是动病：口苦，善太息，心胁痛不能转侧，甚则面微有尘，体无膏泽，足外反热
	所生病：骨——头痛颔痛，目锐眦痛，缺盆中肿痛，腋下肿，马刀侠瘿，汗出振寒，疟，胸胁肋髀膝外至胫绝骨外髁前及诸节皆痛，小指次指不用
足厥阴肝经	循行：大趾丛毛之际（足大趾二节间丛毛边侧）→足跗上廉（足背）→内踝一寸→踝八寸（交足太阴后）→腘内廉（大腿内侧）→股阴→毛→阴器→小腹→胃→肝→胆→膈→胁肋→喉咙→颃颡→目系→额→颠顶
	其支：目系→颊里→唇
	其支：肝→膈→肺
	是动病：腰痛不可以俛仰，丈夫癫疝，妇人少腹肿，甚则嗌干，面尘脱色
	所生病：肝——胸满，呕逆，飧泄，狐疝，遗溺，闭癃

【原文】

3114 黄帝曰：脉行之逆顺奈何？

岐伯曰：手之三阴，从藏走手；手之三阳，从手走头；足之三阳，从头走足；足之三阴，从足走腹。

（《灵枢·逆顺肥瘦》）

【提要】

本段主要论述了十二经脉的走向规律。

【图表解】

$$经脉逆顺\begin{cases}手之三阴，从脏走手\\手之三阳，从手走头\\足之三阳，从头走足\\足之三阴，从足走腹\end{cases}$$

图 3-1-3 十二经脉走向

【原文】

3115 夫人之常数：太陽常多血少氣，少陽常少血多氣，陽明常多氣多血，少陰常少血多氣，厥陰常多血少氣，太陰常多氣少血，此天之常數。

足太陽與少陰爲表裏，少陽與厥陰爲表裏，陽明與太陰爲表裏，是爲足陰陽也。手太陽與少陰爲表裏，少陽與心主爲表裏，陽明與太陰爲表裏，是爲手之陰陽也。

（《素問·血氣形志》）

【提要】

本段论述了十二经脉气血规律及表里关系。

【图表解】

表 3-1-2 十二经脉的气血多少规律

经脉	太阳	少阳	阳明	少阴	厥阴	太阴
气血多少	多血少气	少血多气	多血多气	少血多气	多血少气	少血多气

表 3-1-3 十二经脉表里关系

手之经脉表里	手太阳与手少阴为表里
	手少阳与手心主为表里
	手阳明与手太阴为表里
足之经脉表里	足太阳与足少阴为表里
	足少阳与足厥阴为表里
	足阳明与足太阴为表里

【原文】

3116 經脈十二者，伏行分肉[1]之間，深而不見；其常見者，足太陰[2]過於外踝之上，無所隱故也。諸脈之浮而常見者，皆絡脈[3]也。六經絡[4]手陽明少陽之大絡，起於五指間，上合肘中。飲酒者，衛氣先行皮膚，先充絡脈，絡脈先盛，故衛氣已平[5]，營氣乃滿，而經脈大盛。脈之卒然動者，皆邪氣居之，留於本末[6]，不動[7]則熱，不堅則陷且空[8]，不與眾同，是以知其何脈之動也。

雷公曰：何以知經脈之與絡脈異也？

黃帝曰：經脈者常不可見也，其虛實也以氣口知之。脈之見者，皆絡脈也。

雷公曰：細子無以明其然也。

黃帝曰：諸絡脈皆不能經大節[9]之間，必行絕道而出入，復合於皮中，其會皆見於外。

（《靈樞·經脈》）

【校注】

［1］分肉：指深部近骨处的肌肉。

［2］足太阴：即足太阴脾经。

［3］络脉：由经脉分出的呈网状的大小分支。络脉可分为别络、浮络和孙络。

［4］六经络：手六经的络脉。

［5］平：充足，充盛。

［6］本末：指本条经脉之上下。

［7］不动：指邪气不动。

［8］不坚则陷且空：此承前句，邪郁化热，当见脉形胀满而言。如属寒邪，尚未化热，则脉形不见胀满而是空陷，或发冷症状。

［9］大节：大关节。

【提要】

本段论述了经脉与络脉的区别与联系。

【图表解】

经脉络脉的区别 { 经脉深而不见，伏行分肉之间，虚实可从寸口察之 / 络脉部位表浅，浮露于外可见

图 3-1-4　经脉络脉的区别

第二节　奇经八脉

【原文】

3201 任脈者，起於中極之下，以上毛際，循腹裏，上關元，至咽喉，上頤，循面入目。

衝脈者，起於氣街，并少陰之經，俠臍上行，至胸中而散。任脈爲病，男子內結七疝，女子帶下瘕聚。衝脈爲病，逆氣裏急。督脈爲病，脊強反折。

（《素問·骨空論》）

【提要】

本段论述了冲任脉的循行走向及任冲督脉发病症状。

【原文】

3202 督脈者，起於少腹以下骨中央。女子入繫廷孔，其孔，溺孔之端也。其絡循陰器，合篡間，繞篡後。別繞臀，至少陰，與巨陽中絡者合少陰，上股內後廉，貫脊屬腎。與太陽起於目內眥，上額，交巔上，入絡腦，還出。別下項，循肩髆內，俠脊抵腰中，入循膂絡腎。其男子循莖下至篡，與女子等。其少腹直上者，貫臍中央，上貫心，入喉，上頤，環唇，上繫兩目之下中央。此生病，從少腹上衝心而痛，不得前後，爲衝疝。其女子不孕，癃，痔，遺溺，嗌乾。

（《素問·骨空論》）

【提要】

本段論述了督脉的循行走向及其发病症状。

【原文】

3203 黃帝曰：少陰之脈獨下行，何也？

岐伯曰：不然。夫衝脈者，五藏六府之海也，五藏六府皆稟焉。其上者，出於頏顙，滲諸陽，灌諸精；其下者，注少陰之大絡，出於氣街，循陰股內廉，入膕中，伏行骭骨內，下至內踝之後，屬而別；其下者，并於少陰之經，滲三陰；其前者，伏行出跗屬下，循跗入大指間，滲諸絡而溫肌肉。故別絡結，則跗上不動，不動則厥，厥則寒矣。

黃帝曰：何以明之？

岐伯曰：以言導之，切而驗之，其非必動，然後乃可明逆順之行也。

黃帝曰：窘乎哉！聖人之爲道也。明於日月，微於毫釐，其非夫子，孰能道之也。

（《靈樞·逆順肥瘦》）

【提要】

本段論述了冲脉的走向、发病及诊断方法。

【图表解】3201～3203

表 3-2-1　冲任督脉的循行、功能和发病

奇经八脉	循行	功能	发病
冲脉	起于气街，并少阴之经，侠脐上行，至胸中而散 其上者，出于颃颡 其下者，注少阴之大络，出于气街，循阴股内廉，入腘中，伏行骺骨内，下至内踝之后属 其下者，并于少阴之经 其前者，伏行出跗属，下循跗入大趾间	五脏六腑之海 五脏六腑皆禀焉 渗诸阳，灌诸精 渗三阴 渗诸络而温肌肉	逆气里急 别络结则跗上不动，不动则厥，厥则寒
督脉	起于少腹，以下骨中央 女子入廷孔，其孔，溺孔之端也 其络循阴器，合篡间，绕篡后，别绕臀，至少阴与巨阳中络者合少阴，上股内后廉，贯脊属肾，与太阳起于目内眦，上额交颠，上入络脑，还出别下项，循肩髆内，侠脊抵腰中，入循膂络肾 其男子循茎下至篡，与女子等。 其少腹直上者，贯脐中央，上贯心入喉，上颐环唇，上系两目之下中央	——	脊强反折，从少腹上冲心而痛，不得前后，为冲疝 其女子不孕，癃，痔，遗溺，嗌干

奇经八脉	循行	功能	发病
任脉	起于中极之下，以上毛际，循腹里，上关元，至咽喉，上颐，循面入目	——	男子内结七疝 女子带下瘕聚

第四章　病因病机

第一节　病因与发病

【原文】

4101 夫邪之生也，或生於陰，或生於陽。其生於陽者，得之風雨寒暑[1]；其生於陰者，得之飲食居處，陰陽喜怒[2]。

（《素問·調經論》）

【校注】

[1] 其生阳者，得之风雨寒暑：阳邪致病，多因风雨寒暑外邪侵袭人体。张介宾："风雨寒暑，生于外也，是为外感，故曰阳。"

[2] 其生于阴者，得之饮食居处，阴阳喜怒：阴邪致病，多因饮食不节，劳倦内伤，房事劳倦，七情内伤等导致。张介宾："饮食居处，阴阳喜怒，生于内也，是为内伤，故曰阴。"饮食，指饥饱失宜，肥甘厚味等不良饮食习惯。居处，指动作劳逸所伤。阴阳，指男女房事不节。喜怒，指七情太过。

【提要】

本段论述了病因的阴阳分类。阳邪多由外感，阴邪多由于饮食、劳倦、房劳、情绪等内伤所致。

【图表解】

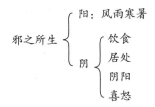

图 4-1-1　病因阴阳分类法

【原文】

☆ 4102 黄帝问於岐伯曰：夫百病之始生也，皆生於風雨寒暑，清濕[1]喜怒[2]。喜怒不節則傷藏，風雨則傷上，清濕則傷下。三部之氣，所傷異類[3]，願聞其會[4]。

岐伯曰：三部之氣各不同，或起於陰，或起於陽[5]，請言其方[6]，喜怒不節則傷藏，藏傷則病起於陰也；清濕襲虛[7]，則病起於下，風雨襲虛，則病起於上，是謂三部，至於其淫泆[8]，不可勝數。

（《靈樞·百病始生》

【校注】

[1] 清湿：指寒湿之邪。"清"通"凊"，寒冷的意思。

[2] 喜怒：代指情志致病的致病因素。

[3] 三部之气，所伤异类：是指伤于上部的风雨，伤于下部的清湿和伤于五脏的喜怒，因其性质的不同，

所以这三类病邪伤人的部位也存在差异。

［4］会：要点，要领。

［5］或起于阴，或起于阳：这里"阴"和"阳"代指人体的"内"和"表"。疾病或者由里而发，或者由表而发。

［6］方：道理。

［7］袭虚：在人体正气虚弱的时候病邪侵袭人体。

［8］淫泆：邪气在体内蔓延扩散，逐渐遍布全身。淫即过多，泆通"溢"。

【提要】

本段将致病因素按照易伤人上中下部位的不同分为三部，并概述了"三部之气"各自的致病特点。

【图表解】

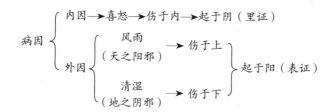

图4-1-2　病因三部分类法

【原文】

☆ 4102 黄帝曰：余固不能數，故問先師。願卒聞其道。

岐伯曰：風雨寒熱[1]不得虛，邪不能獨傷人。

卒然逢疾風暴雨而不病者，蓋無虛，故邪不能獨傷人。此必因虛邪之風，與其身形，兩虛相得，乃客其形[2]。兩實[3]相逢，衆人肉堅[4]，其中於虛邪也，因於天時，與其身形，參以虛實，大病乃成。氣有定舍[5]，因處爲名，上下中外，分爲三員[6]。

（《靈樞·百病始生》）

【校注】

[1] 风雨寒热：泛指四时不正之气。

[2] 两虚相得，乃客其形：指四时不正之气只有在人体正气不足时，才能作用于机体而发病。两虚，虚邪之风、正气虚弱的机体。得，合也。

[3] 两实：指自然气候正常（实风）和人体正气充实。

[4] 众人肉坚：指人腠理固密，健康无病。肉坚，肌肉壮实，指健康无病。

[5] 气有定舍，因处为名：指邪气侵入人体，各有一定的部位，根据不同的部位而确定其病名。气，指邪气。舍，指处所、部位。

[6] 三员：指三部。

【提要】

本段阐述了外感病发病原理，即邪气外侵与正气不足导致的正邪斗争所致，强调了正气在发病中的主导作用，并以邪气的侵袭及分布部位进行分类。

【图表解】

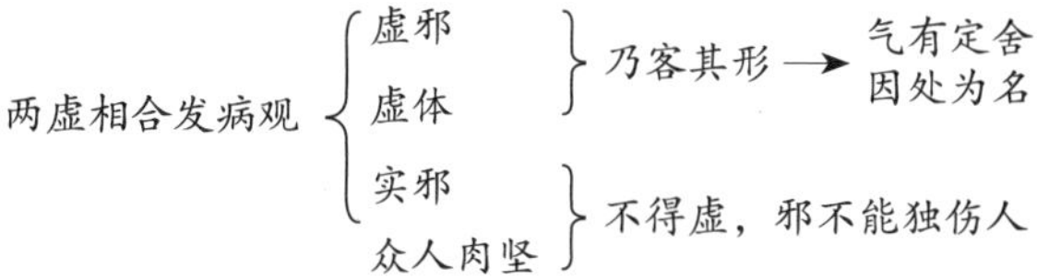

$$两虚相合发病观\begin{cases}\left.\begin{array}{l}虚邪\\虚体\end{array}\right\} 乃客其形 \rightarrow \begin{array}{l}气有定舍\\因处为名\end{array}\\[1em]\left.\begin{array}{l}实邪\\众人肉坚\end{array}\right\} 不得虚，邪不能独伤人\end{cases}$$

图 4-1-3　两虚相合发病观

【原文】

4103 黃帝曰：陰之與陽也，異名同類[1]，上下相會，經絡之相貫，如環無端[2]。邪之中人，或中於陰，或中於陽，上下左右，無有恆常，其故何也？

岐伯曰：諸陽之會[3]，皆在於面。中人也，方乘虛時，及新用力，若飲食汗出，腠理開而中於邪。中於面則下陽明，中於項則下太陽，中於頰則下少陽，其中於膺、背、兩脇，亦中其經[4]。

黃帝曰：其中於陰奈何？

岐伯答曰：中於陰者，常從臂䯒始。夫臂與䯒，其陰皮薄，其肉淖澤，故俱受於風，獨傷其陰。

（《靈樞·邪氣藏府病形》）

【校注】

［1］异名同类：指阴经与阳经虽然名称不同，但却相贯合一，属于同类事物。

［2］如环无端：比喻经脉相互贯通如圆环一样，没有起点也没有终点。

　　[3]诸阳之会：手足三阳经的交会处。诸阳，指手足三阳经。

　　[4]其中于膺、背、两胁，亦中其经：邪气侵犯了胸膺、背脊和两胁后，也会侵入由此循行的足三阳经。由于膺、背、两胁分别是足阳明、足太阳、足少阳经所循行之处，所以邪气可以由这三个部位侵入足三阳经。

【提要】

　　本段论述了邪气侵犯人体有上下、左右、阴阳之分，根据其部位和性质的不同，侵袭路径也各有差异和特点。

【图表解】

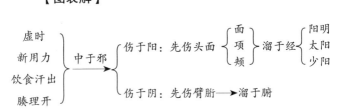

图 4-1-4　邪气犯人的路径

【原文】

　　4104 黄帝曰：邪之中人藏奈何？

　　岐伯曰：愁忧恐惧则伤心[1]。形寒寒饮则伤肺[2]，以其两寒相感[3]，中外皆伤，故气逆而上行。有所堕墜，恶血留内，若有所大怒，气上而不下，积於胁下则伤肝[4]。有所擊仆[5]，若醉入

房[6]，汗出当风，则伤脾[7]。有所用力举重，若入
房过度，汗出浴水，则伤肾[8]。

（《灵枢·邪气藏府病形》）

【校注】

[1] 愁忧恐惧则伤心：愁忧恐惧总统于心，故言
伤心。

[2] 形寒寒饮则伤肺：肺合皮毛，故形寒经皮毛
伤肺；肺经起于中焦，寒饮入胃，经肺脉上循伤肺。

[3] 两寒相感：形体感受的外寒和内在寒饮相互
影响。感，感应，相互影响。

[4] 若有所大怒，气上而不下，积于胁下则伤肝：
肝经行胁下，瘀血内积阻滞气血，复加大怒，气上不
下，积于胁下伤肝。

[5] 击仆：指受到击打摔倒。

[6] 入房：指行房事。

[7] 伤脾：张介宾曰："脾主肌肉，饮食击仆者，
伤其肌肉。醉酒入房，汗出当风者，因于酒食，故所
伤皆在脾。"

[8] 伤肾：张介宾曰："肾主精与骨，用力举重则
伤肾，入房过度则伤精，汗出浴水，则水邪犯其本脏，
故所伤在肾。"

【提要】

此段论内外合邪伤脏发病。邪中于阴而溜于腑者，
脏气实也，脏气内伤则邪可乘虚而入，故邪气入脏往

往是外感内伤两方面共同作用的结果。

【图表解】

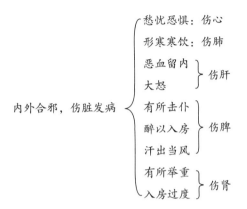

图 4-1-5　内外合邪伤脏发病

【原文】

4105 黄帝曰：夫自古通天[1]者，生之本，本於陰陽。天地之間，六合之內，其氣九州九竅、五藏、十二節，皆通乎天氣。其生五，其氣三。數犯此者，則邪氣傷人，此壽命之本也。蒼天之氣，清淨則志意治，順之則陽氣固，雖有賊邪，弗能害也，此因时之序。故聖人傳精神[2]，服天氣，而通神明。失之則內閉九竅，外壅肌肉，衛氣散解，此謂自傷，氣之削也。

(《素問·生氣通天論》)

【校注】

〔1〕通天：人体阴阳之气和自然界阴阳之气相通应。

〔2〕传精神：积聚精神。

【提要】

本段论述了人体之气和自然界之气相通应的关系及其在养生中的应用。

【图表解】

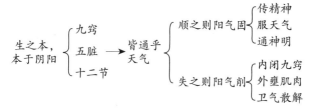

图 4-1-6　人体之气与自然之气相通的关系

【原文】

☆ 4105 陽氣者若天與日，失其所[1]則折壽而不彰[2]，故天運[3]當以日光明。是故陽因[4]而上，衛外者也。因於寒，欲如運樞[5]，起居如驚[6]，神氣乃浮。因於暑，汗，煩則喘喝[7]，靜則多言[8]，體若燔炭[9]，汗出而散。因於濕，首如裹[10]，濕熱不攘[11]，大筋緛短，小筋弛長[12]，緛短爲拘，弛長爲痿。因於氣[13]，爲腫，四維[14]相代，陽氣乃竭。

（《素問·生氣通天論》）

【校注】

［1］所：处所。

［2］彰：彰著，明显。

［3］天运：天体的运行

［4］因：凭借，依靠。

［5］运枢：转动的门轴。比喻阳气如户枢主司肌表腠理开合。

［6］起居如惊：起居失常。惊，王冰注："暴卒也。"

［7］烦则喘喝：指暑热内盛导致烦躁、喘声喝喝。

［8］静则多言：指暑热伤及心神，导致的神昏谵语。

［9］体若燔炭：指身体发热如燃烧之炭火。

［10］首如裹：湿邪黏滞，伤人头部则沉重不爽，如有物包裹。

［11］攘：消除，去除。

［12］大筋緛短，小筋弛长：緛，收缩。弛，松弛，弛缓。此句应按互文理解。

［13］气：指风气。

［14］四维：四时邪气。

【提要】

本段论述了阳气的卫外防御功能对于人体生命活动的重要性，及阳气为风、暑、湿、寒外邪侵犯，使阳失卫外而出现的不同病证。

【图表解】

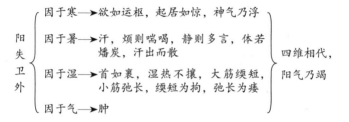

图 4-1-7　阳气的护卫和温养作用

阳
失
卫
外
{
因于寒 ——→ 欲如运枢，起居如惊，神气乃浮
因于暑 ——→ 汗，烦则喘喝，静则多言，体若
　　　　　燔炭，汗出而散
因于湿 ——→ 首如裹，湿热不攘，大筋缑短，
　　　　　小筋弛长，缑短为拘，弛长为痿
因于气 ——→ 肿
}
四维相代，
阳气乃竭

图 4-1-8　阳失卫外，四时感邪发病

【原文】

4106 陽氣者，煩勞則張[1]，精絕，辟積[2]於夏，使人煎厥[3]。目盲不可以視，耳閉不可以聽，潰潰乎若壞都[4]，汩[5]乎不可止。陽氣者，大怒則形氣絕，而血菀[6]於上，使人薄厥[7]。有傷於筋，縱[8]，其若不容[9]。汗出偏沮[10]，使人偏枯[11]。汗出見濕，乃生痤疿。高粱之變，足[12]生大丁，受如持虛[13]。勞汗當風，寒薄爲皶[14]，鬱乃痤。

陽氣者，精則養神，柔則養筋[15]。開闔不得，寒氣從之，乃生大僂[16]。陷脈爲瘻[17]，留連肉腠[18]。俞氣化薄[19]，傳爲善畏，及爲驚駭[20]。營氣不從，逆於肉理，乃生癰腫；魄汗[21]未盡，形弱而氣爍[22]，穴俞以閉，發爲風瘧。

故風者，百病之始也，清靜則肉腠閉拒，雖有大風苛毒，弗之能害，此因時之序也。故病久則傳化，上下不并[23]，良醫弗爲。故陽畜積病死，而陽氣當隔，隔者當寫，不亟正治，粗乃敗之。

（《素問·生氣通天論》）

【校注】

[1] 烦劳则张：烦劳，即过度劳作。张，亢盛。

[2] 辟积：这里指反复发生。辟，通"襞"，衣裙的褶子。

[3] 煎厥：古病名。指阳气亢盛，煎熬阴精，阴精竭绝而致耳鸣、耳聋、目盲，甚则突然气逆昏厥的病证。

[4] 都（zhǔ）：通"渚"，指水泽所聚之处，此指河堤。

[5] 汩（gǔ）汩：水急流之声。形容煎厥发病迅速。

[6] 菀：通"郁"，郁结，瘀积。

[7] 薄厥：古病名。指因大怒而导致气血上逆所致的昏厥病证。

[8] 纵：弛缓不收。

[9] 其若不容：指肢体不能随意运动。若，乃。容，通"用"。

[10] 汗出偏沮（jǔ）：应汗出而半身无汗，或不

当出汗而半身有汗。沮，阻止。

　　[11]偏枯：半身不遂，即偏瘫。

　　[12]足：足以，能够。

　　[13]受如持虚：就像拿着空的器皿受纳东西一样非常容易招致疾病。受，有招致疾病之意。虚，指空之器。

　　[14]皶（zhā）：粉刺。

　　[15]阳气者，精则养神，柔则养筋：应为"养神则精，养筋则柔"，指阳气养神则使人精明聪慧，养筋使人筋脉柔和，屈伸自如。

　　[16]大偻（lǚ）：腰背和下肢弯曲而不能直起之病。

　　[17]陷脉为瘘：寒气深入经脉，日久导致瘘疮。瘘，日久成脓溃漏。

　　[18]肉腠：肌腠，肌肉的纹理。

　　[19]俞气化薄：意为寒气从腧穴侵入体内，内迫脏腑。俞，通"腧"，腧穴。薄，通"迫"，逼迫，袭伤。

　　[20]传为善畏，及为惊骇：发展为易恐及惊骇的病证。

　　[21]魄汗：白汗，自汗。

　　[22]烁：通"铄"，销铄。

　　[23]上下不并：谓阴阳之气发生壅塞阻隔而不能互相交通。上下，指阴阳。并，指气的互相交通。

【提要】

　　本段论述了阳气失调所致的内伤病症及其机理；

阳气病变的预后及治疗；阳气的气化温养功能；提出风为首要致病因素，如果注重调养精神就不易感受外邪；同时提出阳气病变导致的壅阻实证治疗当以泻法为主。

【图表解】

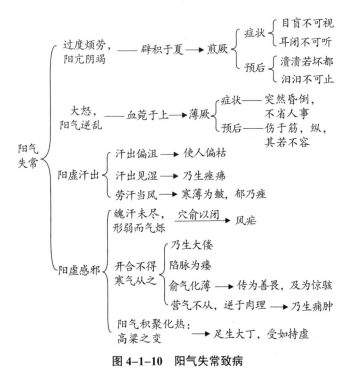

图 4-1-9　养生防外邪

图 4-1-10　阳气失常致病

【原文】

4107 故陽氣者，一日而主外，平旦[1]人氣[2]生，日中而陽氣隆，日西而陽氣已虛，氣門[3]乃閉。是故暮而收拒[4]，無擾筋骨，無見霧露。反此三時[5]，形乃困薄[6]。

（《素問·生氣通天論》）

【校注】

[1] 平旦：太阳出来的时候。

[2] 人气：此指阳气。

[3] 气门：汗孔。

[4] 收拒：将阳气收回，藏守于内以抵御外邪。

[5] 三时：指平旦、日中、日西三段时间。

[6] 困薄：困顿虚弱，虚损憔悴。

【提要】

本段论述了阳气一日的运行规律及阳气的护养方法。

【图表解】

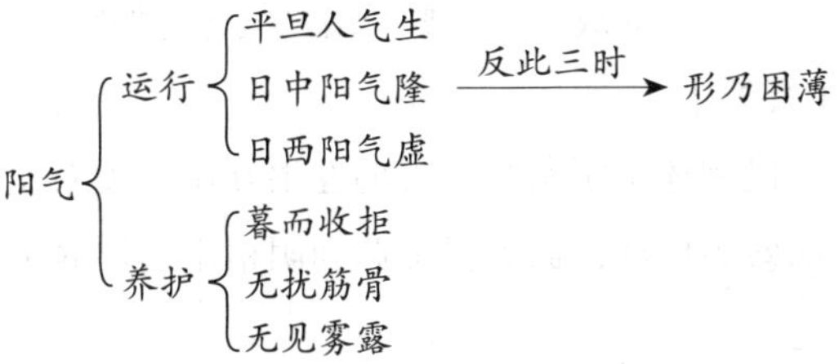

图 4-1-11　一日之阳气运行及养护

【原文】

☆ 4107 岐伯曰：陰者，藏精而起亟[1]也；陽者，衛外而爲固也。陰不勝其陽，則脈流薄疾[2]，并乃狂[3]。陽不勝其陰，則五藏氣爭，九竅不通。是以聖人陳[4]陰陽，筋脈和同，骨髓堅固，氣血皆從。如是則內外調和，邪不能害，耳目聰明[5]，氣立如故[6]。

（《素問·生氣通天論》）

【校注】

［1］藏精而起亟：阴精不断地起而与阳气相应，以应阳气所需。亟，频数。

［2］薄疾：紧促急速，急迫。薄，通"迫"。

［3］并乃狂：指阳邪入于阳分，阳热内盛，扰乱神明而发为狂病。

［4］陈：协调、调畅。

［5］聪明：耳聪目明。

［6］气立如故：指脏腑经络之气运行如常。

【提要】

本段阐述了阴精与阳气的互根互用的关系及阴精阳气偏盛的病证，据此提出调和阴精阳气以养生的重要性。

【图表解】

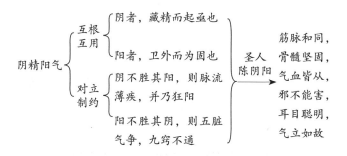

$$阴精阳气 \begin{cases} 互根\\互用 \begin{cases} 阴者，藏精而起亟也 \\ 阳者，卫外而为固也 \end{cases} \\ 对立\\制约 \begin{cases} 阴不胜其阳，则脉流\\薄疾，并乃狂阳 \\ 阳不胜其阴，则五脏\\气争，九窍不通 \end{cases} \end{cases} \xrightarrow{\text{圣人}\atop\text{陈阴阳}} \begin{array}{l} 筋脉和同，\\骨髓坚固，\\气血皆从，\\邪不能害，\\耳目聪明，\\气立如故 \end{array}$$

图 4-1-12　阴精阳气关系及养生效果

【原文】

4107 風客淫氣[1]，精乃亡，邪傷肝也。因而飽食，筋脈橫解[2]，腸澼[3]爲痔。因而大飲[4]，則氣逆。因而強力[5]，腎氣乃傷，高骨[6]乃壞。

（《素問·生氣通天論》）

【校注】

[1]风客淫气：风邪侵入人体，扰乱五脏之气。

[2]筋脉横解：筋脉因人饱食后肠胃横满而弛纵不收。横，放纵。解，通"懈"，松弛。

[3]肠澼：泻下脓血。

[4]大饮：饮酒过度。

[5]强力：过度或勉强用力，包括劳力和房劳太过。

[6]高骨：腰间的脊骨。

【提要】

本段阐述了风邪侵袭人体后饮食起居失常导致的病证。

【图表解】

风客淫气 ⟶ 精乃亡 ⟶ 邪伤肝 {
饱食 ⟶ 筋脉横解，肠澼为痔
大饮 ⟶ 气逆
强力 ⟶ 肾气乃伤，高骨乃坏
}

图 4-1-13　风邪伤人后饮食起居失常导致的病证

【原文】

☆ 4107 凡陰陽之要[1]，陽密乃固[2]。兩者不和，若春無秋，若冬無夏，因而和之，是謂聖度[3]。故陽強[4]不能密，陰氣乃絕，陰平陽秘，精神乃治，陰陽離決，精氣乃絕。

（《素問·生氣通天論》）

【校注】

[1] 要：要领、关键。

[2] 阳密乃固：意为阳气致密于外，阴精才能固守于内。

[3] 圣度：最好的养生方法或治疗方法。

[4] 阳强：阳气过度亢盛。

【提要】

本段阐述了阳为主，阴为从的阴阳观，以及阴阳协调对生命的意义。

【图表解】

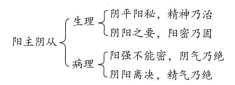

图 4-1-14　阳主阴从的阴阳关系

【原文】

4107 因於露風，乃生寒熱[1]。是以春傷於風，邪氣留連，乃爲洞泄[2]。夏傷於暑，秋爲痎瘧。秋傷於濕，上逆而欬，發爲痿厥。冬傷於寒，春必溫病。四時之氣，更傷五藏[3]。

（《素問·生氣通天論》）

【校注】

［1］因于露风，乃生寒热：调摄不慎，露体受风，而成外感寒热之病。

［2］洞泄：指水谷不化，下利无度的重度泄泻。

［3］四时之气，更伤五脏：指寒暑温凉四时之气递相胜负，容易破坏五脏的平衡关系，更替伤害五脏。

【提要】

本段论述了四时邪气伏而后发的病机。

【图表解】

表 4-1-1　四时伏邪发病病机

病邪	感邪季节	感而即发	伏而后发
风	春	风病	邪气留连，乃为洞泄
暑	夏	暑病	秋为痎疟
湿	秋	濡泻	上逆而咳，发为痿厥
寒	冬	伤寒	春必温病

【原文】

4108 阴[1]之所生，本在五味，阴之五宫[2]，伤在五味。是故味过於酸，肝气以津[3]，脾气乃绝。味过於鹹，大骨气劳[4]，短肌[5]，心气抑。味过於甘，心气喘满[6]，色黑，肾气不衡。味过於苦，脾气不濡[7]，胃气乃厚。味过於辛，筋脉沮弛[8]，精神乃央[9]。是故谨和五味，骨正筋柔，气血以流，腠理以密，如是则骨气以精[10]，谨道如法[11]，长有天命。

（《素问·生气通天论》）

【校注】

[1] 阴：阴精，泛指精血津液。

[2] 五宫：指五脏。

[3] 津：溢也，满溢、过盛。

[4] 劳：病也。

[5] 短肌：指肌肉短缩。

［6］满：通"懑"，烦闷。

［7］濡：湿滞。

［8］沮（jǔ）弛：衰弱弛缓。

［9］央：通"殃"，损伤。

［10］骨气以精：骨、筋、气、血，腠理等均得五味滋养而强盛。

［11］谨道如法：按着养生的方法去做。道，行也。

【提要】

本段阐述了五味对五脏精气的影响，五味偏嗜伤人的病理变化。

【图表解】

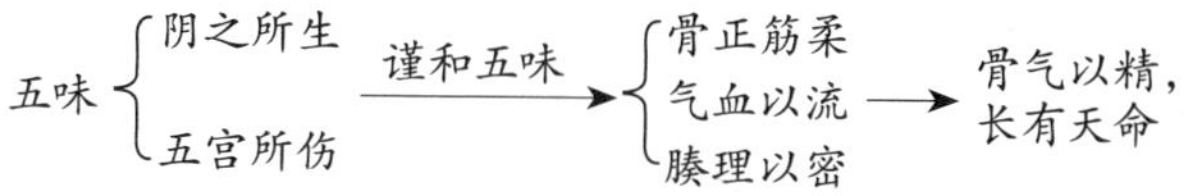

图 4-1-15　五味作用及养生

表 4-1-2　五味偏嗜损伤五脏

五味偏嗜	损伤五脏	症状
过酸	肝	肝气以津，脾气乃绝
过咸	肾	大骨气劳，短肌，心气抑
过苦	心	脾气不濡，胃气乃厚
过甘	脾	心气喘满，色黑，肾气不衡
过辛	肺	筋脉沮弛，精神乃央

【原文】

4109 凡治消瘅[1]、仆击[2]、偏枯、痿厥[3]、气满发逆[4]，肥贵人[5]，则高梁之疾[6]也。隔塞闭绝，上下不通，则暴忧之病也。暴厥而聋，偏塞闭不通[7]，内气暴薄[8]也。不从内，外中风之病，故瘦留著也[9]。蹠跛[10]，寒风湿之病也。

黄帝曰：黄疸、暴痛、癫疾、厥狂[11]，久逆之所生也。五藏不平[12]，六府闭塞之所生也。头痛耳鸣、九窍[13]不利，肠胃之所生也。

(《素问·通评虚实论》)

【校注】

[1] 消瘅：病名。吴崑曰："消瘅，消中而热，善饮善食也。"瘅，热也。

[2] 仆击：猝然仆倒之中风。

[3] 痿厥：痿，手足痿弱。厥，四肢逆冷。

[4] 气满发逆：指气机壅满所致的气逆喘息。

[5] 肥贵人：据《素问·腹中论》王冰注及守山阁校本"肥"前有"甘"字。可参。这里指饮食甘味多脂美食的富贵之人。

[6] 高梁之疾：指因过食膏粱厚味所引起的疾病。

[7] 暴厥而聋，偏塞闭不通：张志聪曰："暴厥而聋，厥气上逆，上窍不通也。偏塞闭结，厥气下逆，下窍不通也。"

[8] 薄：急迫。

　　[9]外中风之病,故瘦留著也:王冰曰:"外风中人,伏藏不去,则阳气内受,为热外燔,肌肉消烁,故留薄肉分消瘦,而皮肤著于筋骨也。"瘦留著,《甲乙经》作"留瘦著"。可参。

　　[10]蹠(zhí)跛:行路不正之病。高世栻曰:"蹠,践履也。跛,不正也。"

　　[11]厥狂:气逆而致的狂病。

　　[12]不平:不和,不协调。

　　[13]九窍:指七窍与前后二阴。

【提要】

　　本段阐述了不同病证可能有相同病因,及其发病的机理。

【图表解】

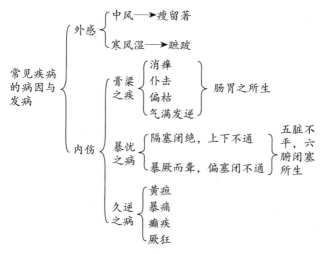

图 4-1-16　常见疾病的病因发病

【原文】

☆ 4110 黄帝問曰：人之居處動靜勇怯[1]，脈[2]亦爲之變乎？

岐伯對曰：凡人之驚恐恚勞[3]動靜，皆爲變也。是以夜行則喘出於腎[4]，淫氣[5]病肺。有所墮恐[6]，喘出於肝，淫氣害脾；有所驚恐，喘出於肺，淫氣傷心。度[7]水跌仆，喘出於腎與骨。當是之時，勇者氣行則已，怯者則着而爲病也[8]。故曰：診病之道，觀人勇怯骨肉皮膚，能知其情[9]，以爲診法也。

（《素問·經脈別論》）

【校注】

[1] 居处动静勇怯：居处，即生活环境。动静，指劳逸。勇怯，指体质强弱。

[2] 脉：指经脉中的气血。

[3] 恚（huì）劳：泛指精神情志活动。恚，气怒。劳，即劳心。

[4] 夜行则喘出于肾：一说认为夜行扰肾，肾失封藏，摄纳失司，致肺失清肃而作喘，故喘出于肾。

[5] 淫气：指过盛而为害之气。

[6] 恐：郭霭春疑为"恐"字误，似应作"坠"。《灵枢·邪气脏腑病形》："有所堕坠则伤肝。"

[7] 度：同"渡"，渡过。

[8] 勇者气行而已，怯者则着而为病也：堕坠、

惊恐等致病因素，作用于体质壮实之人，只会产生一过性的功能失调，故不为病；而体质虚弱者，其功能失调状态持续下去便演变为疾病。

[9]其情：病因。

【提要】

本段阐述了人之居处动静和勇怯对脉的影响。

【图表解】

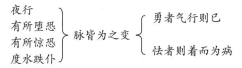

图 4-1-17　居处动静和勇怯对脉变和发病的影响

【原文】

4110 故飲食飽甚，汗出於胃[1]；驚而奪精，汗出於心[2]；持重遠行，汗出於腎[3]；疾走恐懼，汗出於肝[4]；搖體勞苦，汗出於脾[5]。故春秋冬夏，四時陰陽，生病起於過用[6]，此爲常也。

（《素問·經脈別論》）

【校注】

[1]饮食饱甚，汗出于胃：马蒔："饮食入胃，太过于饱，食气蒸迫，故汗出于胃。"

[2]惊而夺精，汗出于心：因惊恐心气散乱，使心无所倚，神无所归，神气浮越，不能收摄，心液外泄而为汗。夺，使丧失，使受到损伤。精，指精神，

神志。

〔3〕持重远行，汗出于肾：持重则伤骨，远行则阳气内动，故汗出于肾。

〔4〕疾走恐惧，汗出于肝：吴崑："肝主筋而藏魂，疾走则伤筋，恐惧则伤魂，肝受其伤，故汗出于肝。"

〔5〕摇体劳苦，汗出于脾：张介宾："摇体劳苦，则肌肉四肢皆动，脾所主也，故汗出于脾。"

〔6〕过用：使用过度，指七情、劳逸、饮食等超出常度，就成为致病因素。

【提要】

本段主要阐述了生病起于过用的中医发病观。

【图表解】

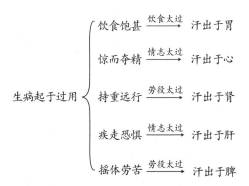

图 4-1-18　生病起于过用的发病观

【原文】

4111 五劳所伤[1]：久视伤血[2]，久卧伤气[3]，久坐伤肉[4]，久立伤骨[5]，久行伤筋[6]，是谓五劳所伤。

（《素问·宣明五气》）

【校注】

[1]五劳所伤：泛指各种过度劳作对五脏精气的损害。

[2]久视伤血：因为"肝开窍于目"而"肝受血而能视"，所以久视伤血。久视，就是视物过多，用眼过度。

[3]久卧伤气：长期卧床，气血运行不畅，肺的机能不强健，而肺主一身之气，所以人体的"气"由此受伤。

[4]久坐伤肉：长时间久坐，不活动，周身气血运行缓慢，可使肌肉松弛无力，而"动则不衰"，动则气血可周流全身，使得全身肌肉尤其四肢肌肉得养。张介宾曰："久卧则阳气不伸，故伤气。久坐则血脉滞于四体，故伤肉。"

[5]久立伤骨：久立伤腰肾，肾藏精，而精生髓、髓为骨之液，可养骨，故久立会损伤人体骨骼的功能。

[6]久行伤筋：久行能使膝关节过度疲倦，而膝为筋之府，所以说久行伤筋。张志聪曰："久立则伤腰肾膝胫，故伤骨。行走罢极，则伤筋。"

第四章

【提要】

本段阐述了五劳所伤发病病机。五劳所伤病机是从个人行为方式过度来认识发病，是"生病起于过用"发病观的体现。

【图表解】

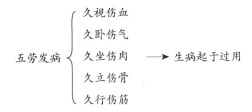

图 4-1-19　五劳所伤发病

【原文】

4112 黄帝曰：一时遇風，同时得病，其病各异，願聞其故。

少俞曰：善乎哉問！請論以比匠人。匠人磨斧斤[1]，礪刀削[2]，斲材木[3]。木之陰陽[4]，尚有堅脆，堅者不入，脆者皮弛[5]，至其交節，而缺斤斧焉。夫一木之中，堅脆不同，堅者則剛，脆者易傷，況其材木之不同，皮之厚薄，汁之多少，而各異耶。夫木之蚤花先生葉者[6]，遇春霜烈風，則花落而葉萎；久曝大旱，則脆木薄皮者，枝條汁少而葉萎；久陰淫雨，則薄皮多汁者，皮潰而漉[7]；辛風暴起，則剛脆之木，枝折杌傷[8]。秋霜疾風，則剛脆之木，根搖而葉落。凡此五者，各有所傷，況於人乎。

黄帝曰：以人應木奈何？

少俞答曰：木之所傷也，皆傷其枝。枝之剛脆而堅，未成傷也。人之有常病也，亦因其骨節皮膚腠理之不堅固者，邪之所舍也，故常爲病也。

（《靈樞·五變》）

【校注】

［1］斤：古代砍伐树木的工具，指较小的斧子。

［2］削：刀的别称，也指较小的刀子，亦称书刀。

［3］斫（zhuó）材木：斫，砍伐。材木，指较大而直，可制器用的木料。

［4］阴阳：指背阳面和向阳面。

［5］弛：毁坏。

［6］蚤花：谓早开花。蚤，通"早"。花，开花，用作动词。

［7］皮溃而漉：谓树皮溃烂，水液流渍。漉，渗出。

［8］杌（wù）：原指没有枝条的树干。

【提要】

本段取象比类，以树木的材质坚脆、皮汁花叶不同导致其遇到的伤害不同，说明了人之体质差异对邪气的易感性不同，从而导致人体发病不同的体质发病观。

第四章

【图表解】

树之材质坚脆，皮汁花叶不同，遇到自然伤害不同

↓ 取象比类

体质发病观：人之骨节皮肤腠理不同，发病不同

图 4-1-20 体质发病观

【原文】

4113 黄帝曰：夫子言贼风[1]邪气之伤人也，令人病焉，今有其不离屏蔽[2]，不出空穴之中，卒然病者，非不离贼风邪气，其故何也？

岐伯曰：此皆尝有所伤于湿气，藏于血脉之中，分肉之间，久留而不去；若有所堕坠[3]，恶血在内而不去。卒然喜怒不节，饮食不适，寒温不时[4]，腠理闭而不通。其开而遇风寒，则血气凝结，与故邪相袭[5]，则为寒痹[6]。其有热则汗出，汗出则受风，虽不遇贼风邪气，必有因加而发[7]焉。

黄帝曰：今夫子之所言者，皆病人之所自知也。其毋所遇邪气，又毋怵惕之所志，卒然而病者，其故何也？唯有因鬼神之事乎？

岐伯曰：此亦有故邪留而未发，因而志有所恶，及有所慕，血气内乱，两气相搏。其所从来者微，视之不见，听而不闻，故似鬼神。

黄帝曰：其祝而已者，其故何也？

岐伯曰：先巫者，因知百病之勝，先知其病之所從生者，可祝而已也。

（《靈樞·賊風》）

【校注】

［1］贼风：四时中导致人生病，伤害人身体健康的不正之气。"贼"，伤害。

［2］屏蔽：这里可以理解为可以防护人体，防御风寒邪气的设施。

［3］堕坠：堕、坠都是表示从高处掉、落下，这里用来泛指跌打损伤。

［4］寒温不时：指人无法很好地适应气候寒温的改变。

［5］与故邪相袭：指的是风寒邪气与伏在身体里的旧邪合在一起对人体造成伤害。

［6］寒痹：病证名。马莳："即《痹论》之所谓寒气胜者为痛痹也。"

［7］因加而发：张介宾："谓因于故而加以新也，新故合邪，故病发矣。""因"指的是旧邪，"加"指新感。

【提要】

本段论述了内外合邪的发病观。

【图表解】

故邪：
- 伤于湿气，藏于血脉之中，分肉之间，久留不去
- 有所堕坠，恶血在内而不去

新邪：卒然喜怒不节，饮食不适，寒温不时，腠理闭而不通

→ 遇风寒 —新故邪相袭／因加而发→ 寒痹

图 4–1–21　因加而发的发病观

【原文】

4113 黄帝曰：余聞五疫之至，皆相染易，無問大小，病狀相似，不施救療，如何可得不相移易者？

岐伯曰：不相染者，正氣存內，邪不可乾，避其毒氣，天牝從來，復得其往，氣出於腦，即不邪乾。

（《素問遺篇·刺法論》）

【校注】

［1］天牝：鼻之呼吸作用。

【提要】

此段阐述了疫气致病的特点，正气在发病中的关键作用，同时也强调了在瘟疫疾病中预防的重要性。

【图表解】

五疫之至：
- 皆相染易
- 无问大小
- 病状相似

—正气存内，邪不可干／避其毒气，天牝从来→ 不施救疗可得，不相移易

图 4–1–22　疫气致病的特点与预防

第二节　病机与传变

【原文】

☆ 4201 帝曰：善。夫百病之生也，皆生於風寒暑濕燥火，以之化之變[1]也。經言盛者寫之，虛者補之，余錫以方士[2]，而方士用之，尚未能十全，余欲令要道[3]必行，桴鼓相應，猶拔刺雪汙[4]，工巧神聖[5]，可得聞乎？

岐伯曰：審察病機，無失氣宜[6]，此之謂也。帝曰：願聞病機何如？岐伯曰：諸風掉眩，皆屬於肝[7]。諸寒收引，皆屬於腎[8]。諸氣膹鬱，皆屬於肺[9]。諸濕腫滿，皆屬於脾[10]。諸熱瞀瘈，皆屬於火[11]。諸痛痒瘡，皆屬於心[12]。諸厥固泄，皆屬於下[13]。諸痿喘嘔，皆屬於上[14]。諸禁鼓慄，如喪神守，皆屬於火[15]。諸痙項強，皆屬於濕[16]。諸逆衝上，皆屬於火[17]。諸脹腹大，皆屬於熱[18]。諸躁狂越，皆屬於火[19]。諸暴強直，皆屬於風[20]。諸病有聲，鼓之如鼓，皆屬於熱[21]。諸病胕腫，疼酸驚駭，皆屬於火[22]。諸轉反戾，水液渾濁，皆屬於熱[23]。諸病水液，澄澈清冷，皆屬於寒[24]。諸嘔吐酸，暴注下迫，皆屬於熱[25]。

故《大要[26]》曰：謹守病機，各司其屬[27]，有者求之，無者求之[28]，盛者責之，虛者責之[29]，必先五勝[30]，疏其血氣，令其調達，而致和平，此之謂也。

(《素問·至真要大論》)

【校注】

[1] 之化之变：之化，六气的正常气化；之变，六气的异常变化。

[2] 锡以方士：锡，通"赐"，赐予，传授。方士，医生。

[3] 要道：医学中重要的理论与技术。

[4] 雪汙：治疗疾病，祛除病邪。雪，这里用作动词，意为洗除、治疗。汙，原本作"汗"，诸本作"污"，喻病邪。

[5] 工巧神圣：指医生诊治疾病的高明技术。《难经·六十一难》："望而知之谓之神，闻而知之谓之圣，问而知之谓之工，切而知之谓之巧。"

[6] 气宜：六气主时之所宜。

[7] 诸风掉眩，皆属于肝：肝为风木之脏，其病多化风。肝藏血，主身之筋膜，开窍于目，其有病变则木失滋荣，伤及所合之筋，所主之目窍，则见肢体摇摆震颤，目眩头晕。掉，摇也，此指肢体动摇；眩，指头目眩晕，视物昏转。

[8] 诸寒收引，皆属于肾：肾为寒水之脏，主温

煦蒸腾气化，若其功能虚衰，则失其温化之职，气血凝敛，筋脉失养，故筋脉拘挛，关节屈伸不利。收引，指肢体蜷缩、屈曲不伸的症状。

［9］诸气膹（fèn）郁，皆属于肺：肺主气，司呼吸，故气之为病，首责于肺，肺病宣降失常，气壅郁于胸或上逆，则见呼吸喘息，胸中窒闷，痞塞不通。膹郁，指气逆喘急，胸部胀闷的症状。张介宾曰："膹，喘急也；郁，痞闷也。"

［10］诸湿肿满，皆属于脾：脾为湿土之脏，主运化水湿，主四肢，应大腹，若脾失健运，水津失布，内聚中焦或泛溢肌肤，则见脘腹胀满，四肢胕肿。肿满，即肌肤肿胀，腹部胀满。

［11］诸热瞀（mào）瘛（chì），皆属于火：火为热之极，火盛则身热；心藏神，火热扰心，蒙蔽心窍，则神识昏糊；火灼阴血，筋脉失养，可见肢体抽掣。瞀，昏闷也；瘛，抽搐也。

［12］诸痛痒疮，皆属于心：心为阳脏，在五行属火，主身之血脉，若心火亢盛，火热郁炽于血脉，则腐蚀局部肌肤，形成痛肿疮疡。疮疡，包括痈、疽、疖、疔、丹毒等，肿痛是其主要症状。

［13］诸厥固泄，皆属于下：《灵枢·本神》说："肾气虚则厥"肾、膀胱、大肠皆位于下焦，肾主二阴，司二便，其盛衰之变，影响或及膀胱气化或及大肠传导，则可见二便不通、二便泻利不禁等症状。厥，

指手足逆冷或手足心发热的厥证；固，指二便固闭不通；泄，指二便泻利不禁；下，指位于下焦的肾、膀胱、大肠。

〔14〕诸痿喘呕，皆属于上：肺位上焦，为心之华盖，主宣降，向全身敷布精血津液，《素问·痿论》说："五脏因肺热叶焦，发为痿躄。"上焦起于胃上口，胃主降浊，胃失和降，其气上逆则呕；肺失清肃，其气上逆则喘。

〔15〕诸禁鼓栗，如丧神守，皆属于火：火热郁闭，不得外达，阳盛格阴，故外现口噤、鼓颔、战栗等寒盛症状，而病人不能自控，即真热假寒证。吴崑曰："神能御形，谓之神守。禁鼓栗则神不能御形，如丧其神守矣，乃烈焰鼓风之象，其属于火也明矣。"禁，通"噤"，口噤不开。鼓栗，鼓颔战栗，形容恶寒之甚。如丧神守，犹如失去神明之主持，不能控制自身的动作。

〔16〕诸痉项强，皆属于湿：湿为阴邪，其性黏滞，最易阻遏气机，气阻则津液不布，筋脉失却润养，故可筋脉拘急而见项强不舒、屈颈困难乃至身体强直、角弓反张等症。痉，《说文》云："强急也。"病名，症见筋脉拘急，身体强直，牙关紧闭等；项强，颈项强直，转动不灵。

〔17〕诸逆冲上，皆属于火：逆冲上，气机急促上逆的症状，如急性呕吐、吐血、呃逆等。火性炎上，

扰动气机，可引起脏腑气机向上冲逆，如胃热气逆则呃哕等。

［18］诸胀腹大，皆属于热：外感邪热传里，壅结胃肠，致气机升降失常，热结腑实，可见腹部胀满膨隆，疼痛拒按，大便难下。

［19］诸躁狂越，皆属于火：心主神属火，火性属阳主动，火盛扰神，神志错乱，则狂言骂詈，殴人毁物，行为失常；火盛于四肢，则烦躁不宁，甚至逾垣上屋。躁，手足躁扰，坐卧不宁；狂，神志狂乱；越，言行举止，乖乱失常。

［20］诸暴强直，皆属于风：风邪内袭，伤肝及筋，故多见颈项、躯干、四肢关节等出现拘急抽搐、强直不柔之症。风性善行数变，急暴突然为其致病特点。强直，筋脉拘挛，身体强直不能屈伸。

［21］诸病有声，鼓之如鼓，皆属于热：无形之热积聚而壅滞肠胃，气机不利，传化迟滞，故症见肠鸣有声，腹胀中空扣之如鼓。

［22］诸病胕肿，疼酸惊骇，皆属于火：火热壅滞血脉，血热肉腐，令患处红肿溃烂，疼痛或酸楚，内迫脏腑，扰神则惊骇不宁。胕肿，皮肉肿胀溃烂。胕，同"腐"。

［23］诸转反戾，水液浑浊，皆属于热：热灼筋脉或热伤津血、筋脉失养，即出现筋脉拘挛、扭转，身躯曲而不直，甚至角弓反张等症。热盛煎熬津液，则

第四章

涕、唾、痰、尿、带下等液体排泄物黄赤浑浊。转反戾，指筋脉拘挛所致的多种症状。转，身体左右扭转；反，角弓反张；戾，身体屈曲。

［24］诸病水液，澄澈清冷，皆属于寒：寒邪伤阳，阳虚失于温化，故寒性液体分泌物或排泄物，呈澄澈稀薄清冷的特点，如痰涎清稀、小便清长、大便稀薄、带下清冷、脓液稀淡无臭等。

［25］诸呕吐酸，暴迫下注，皆属于热：胆热犯胃，或食积化热，胃失和降而上逆，则见呕吐酸腐或吞酸，热走肠间，传化失常，则腹泻；热性阳动，故其特点多表现为暴泻如注，势如喷射；热邪纠合湿浊，热急湿缓，则肛门灼热窘迫，欲便而不爽，里急后重，粪便秽臭。暴注，急剧的腹泻；下迫，下利窘迫，即里急后重。

［26］大要：古代医学文献名。

［27］各司其属：掌握各种病象的病机归属。司，掌握；属，归属、隶属、主属。

［28］有者求之，无者求之：有者、无者，指与病机相应之症的有无；求之，探求、辨别。

［29］盛者责之，虚者责之：盛实者，当责究其邪气致病情况；虚弱者，当责究其正气不足的情况。盛者，邪气实；虚者，正气不足。

［30］必先五胜：先要掌握天之五气对人之五脏的影响。五胜，五行之气更替相胜主令。

【提要】

此条经文强调了六气在探求病机中的重要性，归纳了五脏病机、上下病机，以及六气病机，后世称之为"病机十九条"。经文指出了探求病机的方法，成为后世中医分析探求疾病病机的典范。

【图表解】

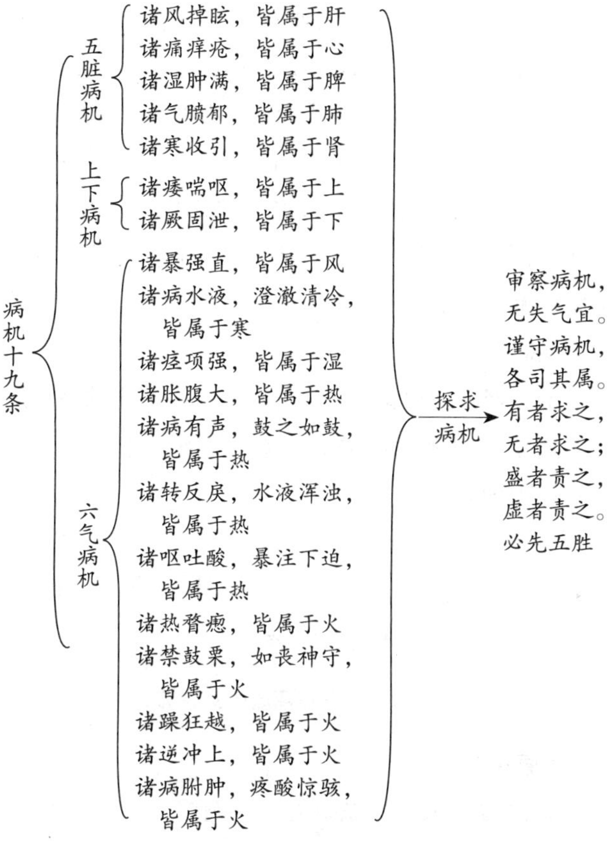

图 4-2-1　病机十九条

五脏病机
　诸风掉眩，皆属于肝
　诸痛痒疮，皆属于心
　诸湿肿满，皆属于脾
　诸气膹郁，皆属于肺
　诸寒收引，皆属于肾

上下病机
　诸痿喘呕，皆属于上
　诸厥固泄，皆属于下

病机十九条

六气病机
　诸暴强直，皆属于风
　诸病水液，澄澈清冷，皆属于寒
　诸痉项强，皆属于湿
　诸胀腹大，皆属于热
　诸病有声，鼓之如鼓，皆属于热
　诸转反戾，水液浑浊，皆属于热
　诸呕吐酸，暴注下迫，皆属于热
　诸热瞀瘛，皆属于火
　诸禁鼓栗，如丧神守，皆属于火
　诸躁狂越，皆属于火
　诸逆冲上，皆属于火
　诸病胕肿，疼酸惊骇，皆属于火

探求病机

审察病机，无失气宜。谨守病机，各司其属。有者求之，无者求之；盛者责之，虚者责之。必先五胜

第四章

【原文】

☆ 4202 氣血以并，陰陽相傾[1]，氣亂於衛，血逆於經[2]，血氣離居，一實一虛[3]。

（《素問·調經論》）

【校注】

[1] 气血以并，阴阳相倾：张介宾："并，偏胜也，倾，倾陷也。"人体气血阴阳常维持在相对平衡的状态，若气血有偏胜，阴阳也不平衡。

[2] 气乱于卫，血逆于经：气为阳气，气乱于卫，两者合并而为气实；经行血，血逆于经而为血实。

[3] 血气离居，一实一虚：张志聪："血离其居，则血虚而气实，气离其居，则气虚而血实。""盖有者为实，无者为虚也。"

【提要】

此条经文主要论述了气血分布失调产生的虚实病机。气并于卫则气实血虚，血逆于经则血实气虚。

【图表解】

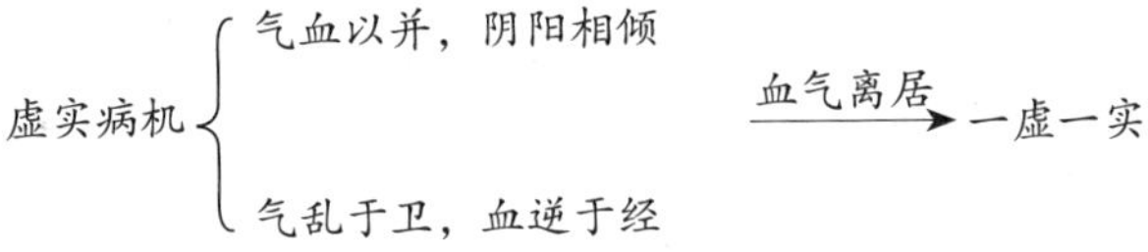

虚实病机 { 气血以并，阴阳相倾 ——血气离居——→ 一虚一实 / 气乱于卫，血逆于经

图 4-2-2　气血离居虚实病机

【原文】

4203 黄帝曰：四海之逆顺奈何？

岐伯曰：氣海有餘[1]者，氣滿胸中，悗息面赤；氣海不足[2]，則氣少不足以言。血海有餘[3]，則常想其身大，怫然不知其所病[4]；血海不足，亦常想其身小[5]，狹然不知其所病[6]。水穀之海有餘，則腹滿；水穀之海不足，則饑不受穀食。髓海有餘[7]，則輕勁多力，自過其度[8]；髓海不足，則腦轉耳鳴，脛酸眩冒，目無所見，懈怠安臥。

(《靈樞·海論》)

【校注】

[1] 气海有余：邪气盛实，胸中气机壅遏。

[2] 气海不足：肺气亏虚，胸中宗气不足。

[3] 血海有余，则常想其身大：血海有余，则血多脉盛，充盈于形体，故常感身体重滞胀大。血海，指冲脉。

[4] 怫然不知其所病：内心郁闷但又说不清楚哪里有病。怫然，郁闷忿怒的样子。

[5] 常想其身小：因血少脉虚，形体失于充盈，故患者常感身体空虚瘦小。

[6] 狭然不知其所病：自觉身体紧郁不舒，但又说不清病在何处。狭然，指狭小紧绷的样子。

[7] 髓海有余：肾之精血旺盛，化源充足，而非邪盛，故其表现亦非病态。

[8] 自过其度：谓髓海有余之人精力充沛，思维敏捷，某些生理指标超过一般人的水平。度，指常度。

【提要】

此条经文主要阐述了四海有余及不足的证候表现。

【图表解】

表4-2-1 四海顺逆证候

四海	部位	有余	不足
气海	膻中	气满胸中， 悗息面赤	气少不足以言
血海	冲脉	想其身大， 不知其所病	想其身小， 不知其所病
水谷之海	胃	腹满	饥不受谷食
髓海	脑	轻劲多力， 自过其度	脑转耳鸣，胫酸眩冒 目无所见，懈怠安卧

【原文】

☆ 4204 帝曰：經言陽虛則外寒，陰虛則內熱，陽盛則外熱，陰盛則內寒。余已聞之矣，不知其所由然也。

岐伯曰：陽受氣於上焦[1]，以溫皮膚分肉之間，今寒氣在外，則上焦不通[2]，上焦不通，則寒氣獨留於外，故寒慄[3]。

帝曰：陰虛生內熱奈何？

岐伯曰：有所勞倦，形氣衰少，穀氣不盛[4]，上焦不行，下脘不通[5]，胃氣熱，熱氣熏胸中[6]，故熱。

帝曰：陽盛生外熱奈何？

岐伯曰：上焦不通利[7]，則皮膚緻密，腠理閉塞，玄府不通[8]，衛氣不得泄越，故外熱[9]。

帝曰：陰盛生內寒奈何？

岐伯曰：厥氣上逆[10]，寒氣積於胸中而不寫，不寫則溫氣去[11]，寒獨留，則血凝泣，凝則脈不通，其脈盛大以濇[12]，故中寒[13]。

（《素問·調經論》）

【校注】

［1］阳受气于上焦：卫气生于中焦，由上焦肺气宣发布散于体表，温煦皮毛腠理。阳，指卫阳之气。

［2］寒气在外，则上焦不通：寒气外袭皮毛腠理，腠理闭塞则上焦所出阳气不能敷布于体表。

［3］寒气独留于外，故寒慄：卫阳之气不能敷布体表发挥温煦作用，体表皮毛独有寒气，所以恶寒战栗。此为阳虚则外寒的机理。

［4］有所劳倦，形气衰少，谷气不盛：脾主四肢肌肉，劳倦太过则伤脾，脾虚不能健运，则纳食减少，水谷之精不充盛，化生气血减少，四肢肌肉失养衰弱无力，脾土不能生肺金，肺虚而少气。衰，指形体衰弱无力。少，指正气少。

［5］上焦不行，下脘不通：由于脾气虚，不能正常转输，上焦不能下行，下脘不能上通，升降失常，不能运化水谷生成精气导致阴虚。

［6］胃气热，热气熏胸中：脾阴虚而胃气热，热气在胸中熏蒸，所以生成内热。

［7］上焦不通利：张介宾："上焦之气，主阳分也。"外感寒邪导致肌表闭塞，卫外阳气不能宣发布散于外，则为上焦不通利，气机郁闭，开合失司。

［8］皮肤致密，腠理闭塞，玄府不通：上焦气机郁闭，开阖失司，导致肌肤致密，汗孔紧闭不通畅。此为寒邪束表所致。腠理，肌肉的纹理。玄府，即汗孔。

［9］卫气不得泄越，故外热：因肌肤致密，毛孔闭塞，导致卫阳不得散发，郁聚在肌表，形成外热。

［10］厥气上逆：张介宾："厥气，寒厥之气也，或寒气伤脏，或食饮寒凉，寒留中焦，阴盛极则厥逆上冲。"

［11］寒气积于胸中而不泻，不泻则温气去：胸中为阳气之府，阴寒之气上逆胸中而无出路，寒气留滞阳气为之耗散。温气，指阳气。

［12］寒独留，则血凝泣，凝则脉不通，其脉盛大以涩：寒气留滞胸中，血得寒则凝，血液凝聚则脉流不通，可以见到脉象盛大有涩象。泣，音意通"涩"。

［13］中寒：胸中寒盛。

【提要】

该条文详细阐述了阳虚生外寒、阴虚生内热、阳盛生外热、阴盛生内寒四种阴阳虚实寒热病机。这四种病机和现代中医理论的认识皆有不同，其中阳虚则外寒和阳盛则外热是指外感病的发病早期和中期，阴虚则内热是指内伤脾胃气阴导致的内伤发热，而阴盛则内寒是指寒气上逆胸中损伤胸阳的病证。

【图表解】

表 4-2-2　阴阳虚实寒热病机

病因	病机	病证
阳虚生外寒	寒气在外上焦不通，不温皮肤分肉，寒气独留于外	寒慄
阴虚生内热	有所劳倦，形气衰少，谷气不盛，上焦不行，下脘不通，胃气热，热气熏胸中	内热
阳盛生外热	上焦不通利，则皮肤致密，腠理闭塞，玄府不通，卫气不得泄越	外热
阴盛生内寒	厥气上逆，寒气积于胸中而不泻，不泻则温气去，寒独留，则血凝泣，凝则脉不通，其脉盛大以涩	中寒

【原文】

☆ 4205 帝曰：善。余知百病生於氣[1]也。怒則氣上，喜則氣緩，悲則氣消，恐則氣下，寒則氣收，炅則氣泄，驚則氣亂，勞則氣耗，思則氣結，九氣不同，何病之生？

岐伯曰：怒則氣逆，甚則嘔血及飱泄[2]，故氣上矣。喜則氣和志達，榮衛通利，故氣緩[3]矣。悲則心系急，肺布葉舉，而上焦不通，榮衛不散，熱氣在中，故氣消矣。恐則精却，却則上焦閉，閉則氣還，還則下焦脹，故氣不行矣[4]。寒則腠理閉，氣不行，故氣收矣[5]。炅則腠理開，榮衛通，汗大泄，故氣泄。驚則心無所倚，神無所歸，慮無所定，故氣亂矣。勞則喘息汗出，外內皆越[6]，故氣耗矣。思則心有所存，神有所歸，正氣留而不行，故氣結矣。

（《素問·舉痛論》）

【校注】

[1] 百病生于气：许多疾病的发生都是由于气机失调所致。

[2] 呕血及飧泄：怒则肝气上逆，血随气逆，故甚则呕血。肝气横逆，克乘脾土，故为飧泄。又，"飧泄"，《甲乙经》《太素》均作"食而气逆"。

[3] 气缓：张介宾注云："气脉和调，故志畅达。荣卫通利，故气徐缓。然喜甚则气过于缓而渐至涣散，故《调经论》曰：喜则气下。《本神》篇曰：喜乐者，神惮散而不藏。义可知也。"

[4] 恐则精却，却则上焦闭，闭则气还，还则下焦胀，故气不行矣：高世栻云："恐伤肾而上下不交，故气不行。不行者，不行于上也。恐则气下，以此故也。""气不行"，林亿《新校正》云："当作'气下行'也。"

[5] 寒则腠理闭，气不行，故气收矣：王冰注：

"腠，为津液渗泄之所；理，谓文理逢会之中；闭，谓密闭；气，谓卫气；行，谓流行；收，谓收敛也。身寒则卫气沉，故皮肤文理及渗泄之处，皆闭密而气不流行，卫气收敛于中而不发散也。"

[6] 外内皆越：马莳注："夫喘则内气越，汗出则外气越，故气以之而耗散也。"

【提要】

本段主要论述了"百病生于气"的发病观和"九气为病"的病机与证候。

【图表解】

$$
"九气为病"病因
\begin{cases}
外感：寒、热 \\
情志：怒、喜、思、悲、惊、恐 \\
劳役：体劳
\end{cases}
$$

图 4-2-3　"九气为病"病因

表 4-2-3　"九气为病"证候与病机

九气病机	证候与病机
怒则气上	怒则肝气上逆，甚则横犯胃肠，呕血及飧泻
喜则气缓	喜则气和志达，荣卫通利，甚则心气涣散，心神不收
悲则气消	悲则心系急，肺布叶举，上焦不通，荣卫不散，热气在中
恐则气下	恐则精却，上焦闭，气还，下焦胀

第四章

续表

九气病机	证候与病机
寒则气收	寒则腠理闭，气不行
炅则气泄	热则腠理开，汗大泄
惊则气乱	惊则心无所倚，神无所归，虑无所定
劳则气耗	喘息汗出，外内皆越
思则气结	心有所存，神有所归，正气留而不行

【原文】

4206 五氣所病[1]：心爲噫[2]，肺爲咳[3]，肝爲語[4]，脾爲吞[5]，腎爲欠爲嚏[6]，胃爲氣逆爲噦爲恐[7]，大腸小腸爲泄[8]，下焦溢爲水[9]，膀胱不利爲癃，不約爲遺溺[10]，膽爲怒[11]，是謂五病。

（《素問·宣明五氣》）

【校注】

[1] 五气所病：五脏气机失常出现的病证。杨上善："五脏从口中所出之气，皆是人常气之变也。"张志聪曰："五脏气逆而为病。"

[2] 心为噫：王冰："象火炎上，烟随焰出，心不受秽，故噫出之。噫，噫气。"

[3] 肺为咳：王冰："象金坚劲，扣之有声，邪击于肺，故为咳也。"

[4] 肝为语：肝喜条达而恶抑郁，故为语以宣畅

其气之郁。高世栻曰："语，多言也。"

[5]脾为吞：张志聪曰："脾主为胃行其津液，脾气病而不能灌溉于四脏，则津液反溢于脾窍之口，故为吞咽之证。"王冰："象土包容，物归于内，翕如皆受，故为吞也。"

[6]肾为欠为嚏：王冰："泉水下流，上升云雾，气郁于胃，故欠生焉。"

[7]胃为气逆为哕为恐：王冰："水谷之海，肾与为关，关闭不利，则气逆而上行，以包容水谷，性喜受寒，寒谷相薄，故为哕也。寒盛则哕气，热盛则恐生。何者？胃热则肾气微弱，故为恐也。"哕，呃逆。

[8]大肠小肠为泄：王冰："大肠为传导之腑，小肠为受盛之腑，受盛之气既虚，传导之司不禁，故为泄利也。"

[9]下焦溢为水：王冰："下焦为分注之所，气窒不泻，则溢而为水。"水，此处指水肿病。

[10]膀胱不利为癃，不约为遗溺：王冰："膀胱为津液之腑，水注由之。然三焦脉实，约下焦而不通，则不得小便；足三焦脉虚，不约下焦，则遗溺也。"

[11]胆为怒：王冰："中正决断，无私无偏，其性刚决，故为怒也。"

【提要】

本段阐述了脏腑气机不利的病机。

【图表解】

表 4-2-4　脏腑气机不利的病机

脏腑	所病	病机
心	噫	心气抑郁，胃气不降，火郁土壅，气不舒伸而上逆。故噫气虽出于胃而实源于心
肺	咳	肺主气，其性肃降。无论何脏发病，病邪上逆冲于肺，致肺气上逆而咳
肝	语	肝主疏泄，性喜条达而恶抑郁。肝气郁而不舒，则多言以伸其委屈
脾	吞	脾虚不能为胃行其津液，水湿内停，上溢于口，则为吞
肾	欠、嚏	卫阳之气衰于上，肾阴引于下，阳气未尽而上行，阴气已盛而下引，故作呵欠。肾阳通于肺，达于鼻而为嚏
胃	哕、恐	胃中有寒，其气上逆，则为哕。脾胃虚弱，水湿不化，克伐肾气，肾气虚衰，故为恐
大肠 小肠	泄	大肠、小肠功能不调，传导受盛功能失职，水谷不分，则为泄泻
下焦	水	下焦藏肾与膀胱，肾气虚弱，膀胱气化失常，水道不利，水聚泛溢，故为水肿
膀胱	癃、遗	膀胱藏津液，气化正常则小便顺利排出；膀胱气化失常，则或小便不利，涓滴不下，或小便不禁
胆	怒	肝主怒，肝胆相表里。胆主决断，若胆气失常，肝气不舒，亦可为怒

【原文】

4206 五精[1]所并[2]：精气并於心则喜[3]，并於肺则悲，并於肝则忧，并於脾则畏，并於肾则恐。是谓五并，虚而相并者也[4]。

（《素问·宣明五气》）

【校注】

[1]五精：五脏精气。

[2]并：吴崑注曰："并，合而入之也。五脏精气，各藏其脏则不病；若合而并于一脏，则邪气实之，各显其志。"

[3]并于心则喜：精气并于心，则心气实，实则阳气盛，神气有余，志不宁静，故喜。喜，指笑不休之病态。

[4]虚而相并者也：五脏精气虚衰时才会出现相并而发病。

【提要】

本段主要阐述了五脏精气相并的临床表现及病机。

【图表解】

表4-2-5　精气相并所致情志变化表

五精所并	五精所病	五精所病病机
心	喜	心气虚则它脏之气并之，使心气内郁化火，心志不宁，出现病态喜乐
肺	悲	肺气虚则它脏之气并之，使肺气不能正常宣降，出现悲伤

五精所并	五精所病	五精所病病机
肝	忧	肝气虚则它脏之气并之，使肝气内郁乘脾，脾气不舒，多为忧思
脾	畏	脾气虚则它脏之气并之，则脾气实而乘肾，肾志为恐，故虚而为畏
肾	恐	肾气虚则它脏之气并之，则肾气实，实则乘心火，心气虚则恐

【原文】

4207 帝曰：人有逆氣，不得臥而息有音者，有不得臥而息無音者，有起居如故而息有音者，有得臥行而喘者，有不得臥不能行而喘者，有不得臥，臥而喘者，皆何藏使然，願聞其故。

岐伯曰；不得臥而息有音者，是陽明之逆也，足三陽者下行[1]，今逆而上行，故息有音也。陽明者，胃脈也，胃者六府之海，其氣亦下行。陽明逆，不得從其道，故不得臥也。《下經[2]》曰：胃不和則臥不安。此之謂也。

夫起居如故而息有音者，此肺之絡脈逆也。絡脈不得隨經上下，故留經而不行，絡脈之病人也微，故起居如故而息有音也。夫不得臥，臥而喘者，是水氣之客也。夫水者，循津液而流也，腎者水藏，主津液，主臥與喘也。

（《素問·逆調論》）

【校注】

［1］足三阳者下行：足之三阳经，皆起于头而下行至足，其气应降，以维持阴升阳降的生理状态。

［2］下经：据任应秋考证，《下经》是关于病症学或病理学方面的古典医籍，现已失传。

【提要】

本段论述了"喘""息有音"和"不得卧"的病机，主要在于肺胃之气上逆。

【图表解】

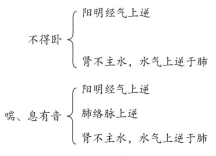

图 4-2-4　不得卧与喘、息有音的病机

【原文】

4208 五藏受氣於其所生[1]，傳之於其所勝[2]，氣舍於其所生[3]，死於其所不勝[4]。病之且死，必先傳行至其所不勝，病乃死。此言氣之逆行也，故死。

肝受氣於心，傳之於脾，氣舍於腎，至肺而死；心受氣於脾，傳之於肺，氣舍於肝，至腎而死；脾

受氣於肺，傳之於腎，氣舍於心，至肝而死；肺受
氣於腎，傳之於肝，氣舍於脾，至心而死；腎受氣
於肝，傳之於心，氣舍於肺，至脾而死。此皆逆死
也。一日一夜五分之，此所以占死生之早暮也。

☆黃帝曰：五藏相通，移皆有次[5]。五藏有
病，則各傳其所勝。不治，法三月若六月，若三日
若六日，傳五藏而當死，是順傳所勝之次。

故曰：別於陽者，知病從來；別於陰者，知死
生之期。言知至其所困而死。

(《素問·玉機眞藏論》)

【校注】

[1] 五脏受气于其所生：五脏所受的病气来自于
它所生之脏，即子病犯母。

[2] 传之于其所胜：传变到它所克的脏。

[3] 气舍于其所生：病气留在生己之脏。

[4] 死于其所不胜：疾病传之于克我之脏。

[5] 次：次序。

【提要】

本段主要论述了五脏疾病按照五行生克规律的顺
传和逆传两种情况。顺传就是顺着五行生克规律传变，
而逆传是逆着五行相生的规律传变。顺传五脏则死，
逆传则不待传变五脏即死。

【图表解】

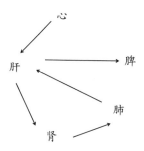

图 4-2-5　肝病逆传图

【原文】

4209 然其卒發者，不必治於傳[1]，或其傳化有不以次。不以次入者，憂恐悲喜怒，令不得以其次[2]，故令人有大病矣。因而喜，大虛則腎氣乘矣[3]，怒則肝氣乘矣[4]，悲則肺氣乘矣[5]，恐則脾氣乘矣[6]，憂則心氣乘矣[7]，此其道也。

（《素問·玉機眞藏論》）

【校注】

[1] 然其卒发者，不必治于传：张介宾曰："病有发于仓卒者，随气为患，不以次而入，亦不必依次以治其传。此又于逆传顺传之外，而复有不次相乘者矣。"

[2] 忧恐悲喜怒，令不得以其次：王冰曰："忧恐悲喜怒，发无常分，触遇则发，故令病气亦不次

而生。"

[3]因而喜，大虚则肾气乘矣：大喜伤心，心气虚则肾气乘虚侵袭，即水乘火。

[4]怒则肝气乘矣：怒为肝之志，大怒则使肝气逆，气逆则乘脾，为木乘土。

[5]悲则肺气乘矣：张介宾曰："悲则气并于肺而乘于肝，金胜木也。"

[6]恐则脾气乘矣：张介宾曰："恐伤肾而肾气虚，则脾气乘之，土胜水也。"

[7]忧则心气乘矣：姚绍虞曰："肺之志又为忧，过忧则肺伤，肺伤则金弱而火将乘之矣。"

【提要】

本段主要阐述了疾病无固定规律传变的发病传变情况，说明了疾病传变的复杂性。

【图表解】

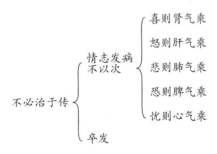

图 4-2-6　无固定传变规律的发病

【原文】

☆4210黄帝曰：余闻虚实以决死生，愿闻其情。

岐伯曰：五实死，五虚死。

帝曰：愿闻五实五虚。

岐伯曰：脉盛，皮热，腹胀，前后不通，闷瞀[1]，此谓五实。脉细，皮寒，气少，泄利前后，饮食不入，此谓五虚。

帝曰：其时有生者，何也。

岐伯曰：浆粥入胃，泄注止，则虚者活；身汗得后利[2]，则实者活。此其候也。

（《素问·玉机真藏论》）

【校注】

[1] 闷瞀：心胸烦闷，眼目昏花。

[2] 后利：指大、小便通利。

【提要】

本段主要阐述了五实、五虚的证候表现及其预后。

本段所论五实证实为五脏邪气亢盛而出现的危重证候，五虚证是五脏精气亏虚所出现的危急证候，但是经文指出五实证只要邪气有出路就能存活，而五虚证只要胃气回复，精气得到补充就能转危为安，这就为临床治疗虚实重症提供了指导，即实证可以通过发汗、利大小便为邪气找出路，而虚证可以通过调治脾胃补充精气。

【图表解】

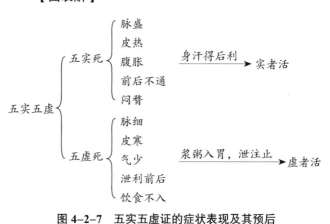

图 4-2-7　五实五虚证的症状表现及其预后

【原文】

4211 黄帝曰：夫百病之所始生者，必起於燥濕寒暑風雨，陰陽喜怒，飲食居處，氣合而有形，得藏而有名[1]，余知其然也。夫百病者，多以旦慧晝安夕加夜甚，何也？

岐伯曰：四時之氣使然。

黄帝曰：願聞四時之氣。

岐伯曰：春生夏長，秋收冬藏，是氣之常也，人亦應之，以一日分爲四時，朝則爲春，日中爲夏，日入爲秋，夜半爲冬。朝則人氣始生，病氣衰，故旦慧[2]；日中人氣長，長則勝邪，故安[3]；夕則人氣始衰，邪氣始生，故加[4]；夜半人氣入藏，邪氣獨居於身，故甚也[5]。

黄帝曰：其时有反者[6]何也？

岐伯曰：是不应四时之气，藏独主其病[7]者，是必以藏气之所不胜时者甚，以其所胜时者起也。

（《灵枢·顺气一日分为四时》）

【校注】

[1]气合而有形，得藏而有名：邪气相合于脏腑则疾病形成，根据邪气所合脏腑来确定疾病的名称。

[2]朝则人气始生，病气衰，故旦慧：早晨阳气渐盛，病邪则相对衰退，所以病情逐渐好转。人气，指人体的正气。

[3]日中人气长，长则胜邪，故安：日中阳气正盛，盛则邪气衰，正能胜邪，故病情平稳。

[4]夕则人气始衰，邪气始生，故加：傍晚的时候阳气收敛，邪气渐盛，所以病情加重。

[5]夜半人气入脏，邪气独居于身，故甚也：夜间人体阳气潜藏于内，邪气充斥于人身，由于正不胜邪，所以病情最为严重。

[6]其时有反者：有时病情的轻重变化与"旦慧、昼安、夕加、夜甚"规律不符。

[7]脏独主其病：脏腑本身的病变对病情变化起主要作用，而受四时之气的影响不明显。

【提要】

本段阐述了疾病昼夜传变预后的规律。本段主要论述了疾病受四时之气影响而出现的"旦慧、昼安、夕加、夜甚"的传变预后规律，同时也指出了不受四时之气明显影响而由脏腑自身病变而传变的情况，说明了疾病传变预后的复杂性。

【图表解】

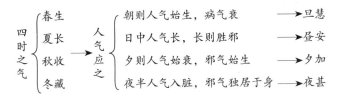

图 4-2-8 一日之气对疾病预后的影响

第五章　病证

第一节　热病

【原文】

☆ 5101 黄帝问曰：今夫热病[1]者，皆伤寒[2]之类也，或愈或死，其死皆以六七日之间，其愈皆以十日以上者，何也？不知其解，愿闻其故。

岐伯对曰：巨阳[3]者，诸阳之属也，其脉连于风府[4]，故为诸阳主气也。人之伤于寒也，则为病热，热虽甚不死；其两感[5]于寒而病者，必不免于死。

(《素问·热论》)

【校注】

[1] 热病：指一切外感发热性疾病，如温病、暑病、风病等。

[2] 伤寒：指广义伤寒，即多种外感病的总称。

[3] 巨阳：太阳。

[4] 风府：穴名，在项后入发际一寸，属督脉，为足太阳经、督脉、阳维脉之会。

[5] 两感：表里两经同时受邪发病，如太阳与少

阴两感，阳明与太阴两感，少阴与厥阴两感。

【提要】

此条经文论述外感热病的病名、病因、病机、预后。此条经文提到了"热病"和"伤寒"两个病名，在这里"热病"是以症状命名，可以代指所有发热性疾病，而"伤寒"是以病因命名，可以代指所有外感性疾病。

【图表解】

外感热病 ｛ 概念：今夫热病者，皆伤寒之类也
　　病因：｛ 伤于寒（泛指感受四时邪气）
　　　　　　不两感于寒者，热虽甚不死
　　预后：两感于寒者，必不免于死

图 5-1-1　外感热病的概念、病因和预后

【原文】

5102 帝曰：愿闻其状。

岐伯曰：伤寒一日[1]，巨阳受之，故头项痛腰脊强。二日，阳明受之，阳明主肉，其脉侠鼻络於目，故身热[2]目疼而鼻乾，不得臥也。三日，少阳受之，少阳主胆[3]，其脉循胁络於耳，故胸胁痛而耳聋。三阳经络皆受其病，而未入於藏[4]者，故可汗而已。四日，太阴受之，太阴脉布胃中络於嗌，故腹满而嗌乾。五日，少阴受之，少阴脉贯肾络於肺，系舌本，故口燥舌乾而渴。六日，厥阴受之，

厥陰脈循陰器而絡於肝，故煩滿而囊縮[5]。三陰三陽，五藏六府皆受病，榮衛不行，五藏不通則死矣。

其不兩感於寒者，七日[6]，巨陽病衰，頭痛少愈；八日，陽明病衰，身熱少愈；九日，少陽病衰，耳聾微聞；十日，太陰病衰，腹減如故，則思飲食；十一日，少陰病衰，渴止不滿[7]，舌乾已而嚏[8]；十二日，厥陰病衰，囊縱，少腹微下[9]，大氣[10]皆去，病日已矣。

（《素問·熱論》）

【校注】

[1]一日：一日与下文之二日、三日、四日、五日、六日都是指热病的传变次序和发展阶段，不能理解为具体的日数。

[2]身热：指发热较甚。张介宾注："伤寒多发热，而独此云身热者，盖阳明主肌肉，身热尤甚也。"

[3]少阳主胆：据《甲乙经》《太素》，"胆"作"骨"，可从。《灵枢·经脉》有"胆足少阳之脉……是主骨所生病者"。

[4]未入于脏：人体经脉，阳经属腑，阴经连脏，未入于脏是指邪气仍在三阳之表，未入三阴之里，故可用汗法治疗。

[5]烦满而囊缩：足厥阴脉绕阴器，抵少腹，挟胃属肝络胆，故厥阴受邪则烦闷而阴囊收缩。满，通懑，烦闷之意。囊缩，阴囊收缩。

〔6〕七日：七日与下文八日、九日、十日、十一日、十二日都是指热病过程中，正气恢复，邪气渐退，病情转愈的次序和阶段，亦非具体日数。

〔7〕不满：丹波元简云："《甲乙经》《伤寒例》并无'不满'二字，上文不言腹满，此必衍文。"

〔8〕嚏：是邪退正气来复之象。

〔9〕囊纵，少腹微下：阴囊收缩及少腹拘急的症状微微舒缓。

〔10〕大气：指邪气。王冰注："大气，谓大邪之气。"

【提要】

此条经文主要阐释了伤寒六经病传变规律及不两感于寒的外感热病的病解规律。虽然此条经文揭示的主要是热病的六经传变和预后规律，但是却为后世张仲景《伤寒论》以"六经"论外感性疾病甚至内伤疾病理论的来源。

【图表解】

表 5-1-1　伤寒六经病传变规律及其临床表现

阶段	六经病传变规律	六经病脉的循行	临床表现
一日	巨阳病	其脉连于风府	头项痛，腰脊强
二日	阳明病	侠鼻络于目	身热目疼而鼻干
三日	少阳病	循胁络于耳	胸胁痛而耳聋

续表

阶段	六经病传变规律	六经病脉的循行	临床表现
四日	太阴病	布胃中络于嗌	腹满而嗌干
五日	少阴病	贯肾络于肺，系舌本	口燥舌干而渴
六日	厥阴病	循阴器而络于肝	烦满而囊缩

表 5-1-2　伤寒六经热病的转归

阶段	六经病解规律	转归症状
七日	巨阳病衰	头痛少愈
八日	阳明病衰	身热少愈
九日	少阳病衰	耳聋微闻
十日	太阴病衰	腹减如故
十一日	少阴病衰	渴止不满，舌干已而嚏
十二日	厥阴病衰	囊纵，少腹微下，大气皆去

【原文】

☆ 5103 帝曰：治之奈何？

岐伯曰：治之各通其藏脉[1]，病日衰已矣。其未满三日者，可汗而已；其满三日者，可泄而已[2]。

帝曰：热病已愈，时有所遗[3]者，何也？

岐伯曰：诸遗者，热甚而强食之，故有所遗也。若此者，皆病已衰，而热有所藏[4]，因其谷气相薄，两热[5]相合，故有所遗也。

帝曰：善。治遗奈何？

岐伯曰：视其虚实，调其逆从，可使必已矣。

帝曰：病热当何禁之？

岐伯曰：病热少愈，食肉则复，多食则遗[6]，此其禁也。

（《素问·热论》）

【校注】

[1] 治之各通其脏脉：疏通调治病变所在的脏腑经脉。通，有疏通调治之意，给邪气以出路。脏脉，指脏腑之经脉。

[2] 其未满三日者……可泄而已：未满三日，病犹在三阳之表；已满三日，邪已入三阴之里。汗，发汗法；泄，泄热法。三日，并非固定的日数。《内经》治热用汗与泄，主要指针刺疗法。张琦《素问释义》注："《经》言刺法，故曰通其脏脉，三日以前，病在三阳，故可汗。三日以后，病在三阴，故可泄。泄谓泄越其热，非攻下之谓也。"

[3] 遗：指病邪遗留，迁延不愈，余热未尽。

[4] 热有所藏：余热与新食谷气相交结而未尽。

[5] 两热：指病的余热和新食谷气的热。

[6] 食肉则复，多食则遗：热病之后，脾胃气虚，运化力弱，食肉则不化，多食则谷气残留，与邪热相互搏结，故病有遗留和复发。

【提要】

本段主要阐述了外感热病的治则治法，以及热病的遗热、食复产生的原理和热病的禁忌。

【图表解】

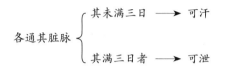

各通其脏脉 { 其未满三日 ⟶ 可汗
　　　　　　 其满三日者 ⟶ 可泄

图 5-1-2　外感热病的治则治法

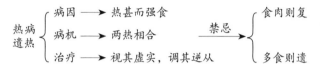

热病遗热 { 病因 ⟶ 热甚而强食
　　　　　 病机 ⟶ 两热相合
　　　　　 治疗 ⟶ 视其虚实，调其逆从
　　　　　　　　　　　　　　禁忌 ⟶ { 食肉则复
　　　　　　　　　　　　　　　　　　 多食则遗

图 5-1-3　热病的遗热与禁忌

【原文】

5104 帝曰：其病兩感於寒者，其脈應與其病形何如？

岐伯曰：兩感於寒者，病一日，則巨陽與少陰俱病，則頭痛口乾而煩滿；二日，則陽明與太陰俱病，則腹滿身熱，不欲食譫言[1]；三日，則少陽與厥陰俱病，則耳聾囊縮而厥[2]；水漿不入，不知人，六日死。

帝曰：五藏已傷，六府不通，榮衛不行，如是之後，三日乃死，何也？

岐伯曰：陽明者，十二經脈之長[3]也，其血氣盛，故不知人，三日其氣乃盡，故死矣。

凡病傷寒而成溫者，先夏至日者爲病溫[4]，後

225

夏至日者爲病暑。暑當與熱皆出，勿止[5]。

（《素問·熱論》）

【校注】

［1］谵言：多言，语无伦次。

［2］厥：四肢逆冷。

［3］十二经之长：阳明是气血化生之源，各经络脏腑皆长养于脾胃及其经脉。

［4］温：此指温热病。

［5］暑当与汗皆出，勿止：汗出则暑邪外泄，故不可止汗。

【提要】

本段阐述了两感于寒的热病的证候表现、病机、传变规律及其预后，以及热病预后与胃气的关系，和温病、暑病的区别及暑病的治疗。

【图表解】

表 5-1-3　两感于寒的热病的传变规律、
证候表现和预后

阶段	两感	证候表现	预后
一日	巨阳与少阴	头痛口干而烦满	水浆不入，不知人，六日死
二日	阳明与太阴	腹满身热，不欲食谵言	
三日	少阳与厥阴	耳聋囊缩而厥	

```
五脏已伤 ⎫                        ⎧ 十二经脉之长 ⎫  不知人,
六腑不通 ⎬→ 胃气尽 → 阳明经 ⎨              ⎬  三日气
荣卫不行 ⎭                        ⎩ 血气盛      ⎭  尽而死
```

图 5-1-4　两感于寒热病的预后与胃气的关系

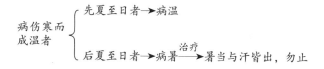

图 5-1-5　温病和暑病的区别及暑病的治疗

【原文】

☆ 5105 黄帝問曰:有病温者,汗出輒復熱,而脈躁疾不爲汗衰,狂言不能食,病名爲何?

岐伯對曰:病名陰陽交[1],交者死也。

帝曰:願聞其說。

岐伯曰:人所以汗出者,皆生於穀,穀生於精,今邪氣交爭於骨肉而得汗者,是邪卻而精勝也。精勝,則當能食而不復熱。復熱者邪氣也,汗者,精氣也,今汗出而輒復熱者,是邪勝也,不能食者,精無俾[2]也,病而留者,其壽可立而傾[3]也。且夫《熱論[4]》曰:汗出而脈尚躁盛者死。今脈不與汗相應,此不勝其病也,其死明矣。狂言者是失志,失志者死。今見三死[5],不見一生,雖愈必死也。

（《素問·評熱病論》）

【校注】

[1] 阴阳交：指阳热邪气入于阴分，邪正交结而不解，阴精正气不能制伏阳热邪气，以致正气衰败的一种危重证候。张介宾注："汗者阴之液，身热脉躁者阳之邪，病温汗出之后，则当邪从汗解，热退脉静矣。今其不为汗衰……正以阳邪交入阴分，则阴气不守，故曰阴阳交。"阳，指阳热邪气。阴，指阴精正气。交，交结、交争。

[2] 精无俾（bǐ）：即精气得不到补益充养。俾，补益之意。

[3] 倾：这里指危险、败坏之意。

[4] 热论：《灵枢·热病》云："热病已得汗而脉尚躁盛，此阴脉之极也，死；其得汗而脉静者，生。"与本段义同，故张介宾等认为"热论"即指此。一说指古代文献《热论》。

[5] 三死：即三死症。杨上善曰："汗出而热不衰，死有三候：一不能食，二犹脉躁，三者失志。汗出而热，有此三死之候，未见一生之状，虽差必死。"

【提要】

此条经文阐述了阴阳交的概念、证候表现、病机、诊断和预后。

【图表解】

$$
阴阳交
\begin{cases}
概念：阳热邪气入于阴分，邪正交结而不解，\\
\qquad 邪盛正衰的危重证候\\[4pt]
证候
\begin{cases}
汗出辄复热，而脉躁疾\\
不能食\\
狂言
\end{cases}\\[4pt]
病机：热邪亢盛，精气衰竭，正不胜邪\\
预后：虽愈必死
\end{cases}
$$

图 5-1-6　阴阳交的概念、证候、病机和预后

第二节　咳论

【原文】

☆ 5201 黄帝問曰：肺之令人咳，何也？

岐伯對曰：五藏六府皆令人咳，非獨肺也。

帝曰：願聞其狀。

岐伯曰：皮毛者，肺之合也，皮毛先受邪氣，邪氣以從其合也[1]。其寒飲食入胃，從肺脈上至於肺[2]，則肺寒，肺寒則外內合邪[3]，因而客之，則爲肺咳。五藏各以其時受病[4]，非其時，各傳以與之[5]。人與天地相參[6]，故五藏各以治時[7]，感於寒則受病，微則爲欬，甚者爲泄爲痛[8]。乘[9]秋則肺先受邪，乘春则肝先受之，乘夏则心先受之，乘至阴[10]则脾先受之，乘冬则肾先受之。

（《素问·欬论》）

【校注】

[1] 邪气以从其合也：指风寒等邪气侵袭于皮毛，再深入于肺。

[2] 其寒饮食入胃，从肺脉上至于肺：杨上善注："人肺脉手太阴，起于中焦，下络大肠，还循胃口，上膈属肺。寒饮寒食入胃，寒气循肺脉上入肺中。"

[3] 外内合邪：即内外寒邪相合。外，指外感寒邪；内，指内伤寒饮。

[4] 五脏各以其时受病：指五脏分别在其所主之时令受邪而发病。时，脏气当旺的时令，即后文之"治时"。

[5] 非其时各传以与之：指非肺所主之时令，则可由它脏受邪之后传与肺而发生咳嗽。

[6] 相参：相合、相应。

[7] 治时：指五脏所主的时令，也叫旺时。

[8] 微则为咳，甚者为泄为痛：张介宾曰："邪微者，浅在表，故为咳。甚者深而入里，故为泄为痛。"

[9] 乘：趁、因。

[10] 至阴：指长夏，乃脾所主的季节。

【提要】

此条经文阐述了咳与五脏六腑的关系，外内合邪导致肺咳的病因病机，以及从"人与天地相参"的整体观来认识五脏咳的病机。

【图表解】

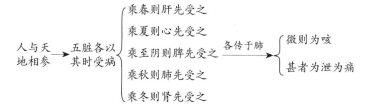

外邪侵袭皮毛 ——→ 邪内合于肺　}
　　　　　　　　　　　　　　　　外内合邪 ——→ 肺咳
寒饮食入胃 ——→ 从肺脉上至于肺 ——→ 肺寒　}

图 5-2-1　肺咳的病因病机

人与天地相参 —→ 五脏各以其时受病 {
乘春则肝先受之
乘夏则心先受之
乘至阴则脾先受之
乘秋则肺先受之
乘冬则肾先受之
} 各传于肺 {
微则为咳
甚者为泄为痛
}

图 5-2-2　五脏咳的病因病机

【原文】

5202 帝曰：何以异之？

岐伯曰：肺欬之状，欬而喘息有音，甚则唾血[1]。心欬之状，欬则心痛，喉中介介[2]如梗状，甚则咽肿、喉痹[3]。肝欬之状，欬则两胁下痛，甚则不可以转，转则两胠[4]下满。脾欬之状，欬则右胁下痛[5]，阴阴[6]引肩背，甚则不可以动，动则欬剧。肾欬之状，欬则腰背相引而痛，甚则欬涎[7]。

帝曰：六府之欬奈何？安所受病？

岐伯曰：五藏之久欬，乃移於六府。脾欬不已，则胃受之，胃欬之状，欬而呕，呕甚则长蟲[8]出。

肝欬不已，則膽受之，膽欬之狀，欬嘔膽汁。肺欬不已，則大腸受之，大腸欬狀，欬而遺失[9]。心欬不已，則小腸受之，小腸欬狀，欬而失氣[10]，氣與欬俱失。腎欬不已，則膀胱受之，膀胱欬狀，欬而遺溺。久欬不已，則三焦受之[11]，三焦欬狀，欬而腹滿，不欲食飲。此皆聚於胃，關於肺，使人多涕唾而面浮腫氣逆也[12]。

（《素問·欬論》）

【校注】

[1] 唾血：血随咳唾而出。

[2] 介介：分隔、梗阻之意，形容喉塞的样子。

[3] 喉痹：指咽喉肿痛，阻塞不畅，而致言语不利、饮食难下。

[4] 两胠（qū）：左右腋下胁肋部。

[5] 咳则右胁下痛：心肝阳脏行气于左，肺脾阴脏行气于右，右胁下乃肺脾之气升降的道路，脾咳之病，其脾肺之气逆滞于右胁下，故痛。胁，《甲乙经》卷九第三作"胠"，为是。

[6] 阴阴：即隐隐。

[7] 咳涎：指咳吐稀痰涎沫。

[8] 长虫：即蛔虫。

[9] 遗失：即大便失禁。《甲乙经》《太素》"失"均作"矢"。矢，通"屎"。

[10] 失气：即矢气，指肛门排气。俗称放屁。

［11］久咳不已，则三焦受之：姚绍虞曰："此总论久咳之为害也。咳久则病不止于一脏一腑而无所不病矣。故久咳不已，则三焦受之。三焦者，复峙上下，囊括一身，以气为用者也。所以咳在三焦，则气壅闭不行，故令腹满而不思饮食。"久咳，指上述各种咳嗽。

［12］此皆聚于胃，关于肺，使人多涕唾而面浮肿气逆也：张介宾注："此下总结诸咳之证，而并及其治也。诸咳皆聚于胃，关于肺者，以胃为五脏六腑之本，肺为皮毛之合，如上文所云皮毛先受邪气，及寒饮食入胃者，皆肺胃之候也。阳明之脉起于鼻，会于面，出于口，故使人多涕唾而面浮肿。肺为脏腑之盖而主气，故令人咳而气逆。"

【提要】

本段阐述了五脏六腑咳的症状、病机和临床特点。

【图表解】

表 5-2-1　五脏六腑咳的症状和病机

五脏六腑咳	症状	病机
肺咳	咳而喘息有音，甚则唾血	肺失宣降，肺络损伤
心咳	则心痛，喉中介介如梗状，甚则咽肿、喉痹	心经气逆，邪火上冲
肝咳	咳则两胁下痛，甚则不可以转，转则两肤下满	肝经气滞，木火刑金

续表

五脏六腑咳	症状	病机
脾咳	咳则右胁下痛,阴阴引肩背,甚则不可以动,动则咳剧	脾肺同病,肺经气逆
肾咳	咳则腰背相引而痛,甚则咳涎	肾水上犯,肺失清肃
胃咳	咳而呕,呕甚则长虫出	胃失和降,气逆于肺
胆咳	咳呕胆汁	肝气上升,胆气上逆
大肠咳	咳而遗失	气虚不固,大肠传导失司
小肠咳	咳而失气,气与咳俱失	气虚不禁,小肠传化失职
膀胱咳	咳而遗溺	邪移膀胱,气虚失约
三焦	咳而腹满,不欲食饮	邪传三焦,升降失常

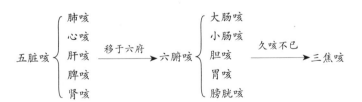

图 5-2-3 五脏咳证传变

【原文】

☆ 5203 帝曰：治之奈何？

岐伯曰：治藏者治其俞，治府者治其合，浮腫者治其經[1]。

（《素問·咳論》）

【校注】

[1] 俞、合、经：是人体中五输穴的组成部分，是十二经脉分布在四肢肘膝关节以下的特定穴位。

【提要】

本段阐述了咳证的针灸治疗方法。

【图表解】

咳证治法 { 治脏者治其俞 / 治腑者治其合 / 浮肿者治其经

图 5-2-4　咳证的治疗方法

【原文】

☆ 5204 帝曰：勞風[1]爲病何如？

岐伯曰：勞風法在肺下[2]，其爲病也，使人強上冥視[3]，唾出若涕[4]，惡風而振寒，此爲勞風之病。

帝曰：治之奈何？

岐伯曰：以救俛仰[5]，巨陽引[6]。精者[7]三日，中年者五日，不精者七日。咳出青黃涕，其狀如脓，大如弹丸，从口中若[8]鼻中出，不出则伤肺，伤肺则死也。

（《素问·评热病论》）

【校注】

[1] 劳风：病名。因劳而虚，受风邪而生病。

[2] 法在肺下：谓劳风病的病位通常在肺部。法，常也；肺下，指肺部。

[3] 强上冥视：强上，指头项强急不舒；冥视，指视物不清。

[4] 唾出若涕：咳唾痰涎或流清涕。

[5] 以救俛仰：如尤在泾《医学读书记》说："肺主气而司呼吸，风热在肺，其液必结，其气必壅，是以俯仰皆不顺利，故曰当救俯仰也。救俯仰者，即利肺气、散邪气之谓乎。"俛，同"俯"，此指呼吸困难。

[6] 巨阳引：指在太阳经上取穴，进行针刺以引动经气的治疗方法。

[7] 精者三日：青壮年气血充足，精神清爽，故虽患劳风之病，三日可愈。而中、老年人气血渐衰，故病缓解较慢。精，指气血充足，精神清爽。精者，指青壮年人，与下文中年和不精者（老年人）相对而言。

[8] 若：或者。

【提要】

本段阐述了劳风的概念、症状、病机、诊断、治疗和预后。

【图表解】

- 劳风
  - 病因病机→太阳受风，肺失清肃，痰热壅积
  - 症状
    - 强上冥视→膀胱经气不畅
    - 唾出若涕→风热犯肺，炼液为痰
    - 恶风而振寒→太阳感受风邪，卫气失于温煦
  - 治疗→以救俛仰，巨阳引→利肺散邪，针刺导引巨阳经经气
  - 预后
    - 治疗得当→精者三日，中年者五日，不精者七日
    - 不得当→脓痰不出则伤肺，伤肺则死也

图 5-2-5　劳风病的概念、病机、症状、治疗和预后

第三节　痛证

【原文】

☆ 5301 帝曰：願聞人之五藏卒痛，何氣使然？岐伯對曰：經脈流行不止，環周不休。寒氣入經而稽遲[1]，泣[2]而不行，客於脈外則血少，客於脈中則氣不通[3]，故卒然而痛。

（《素問·舉痛論》）

【校注】

［1］稽迟：即经脉气血留止而不行的意思。稽，《说文》云：“稽，留止也。”“迟，徐行也。”

［2］泣：同"涩"。

［3］客于脉外则血少，客于脉中则气不通：此当以互文句式理解，重在强调疼痛分虚实，具有纲领性意义。

【提要】

本段阐述了痛证发生的病因病机。

【图表解】

寒气入经稽迟，泣而不行 ｛ 客于脉外则血少（不荣则痛） 客于脉中则气不通（不通则痛） ｝ 卒然而痛

图5-3-1　痛证发生的病因病机

【原文】

5302帝曰：其痛或卒然而止者，或痛甚不休者，或痛甚不可按者，或按之而痛止者，或按之无益者，或喘动应手者，或心与背相引而痛者，或胁肋与少腹相引而痛者，或腹痛引阴股者，或痛宿昔而成积者，或卒然痛死不知人，有少间复生者，或痛而呕者，或腹痛而后泄者，或痛而闭不通者，凡此诸痛，各不同形，别之奈何？

岐伯曰：寒气客于脉外，则脉寒，脉寒则缩踡[1]，缩踡则脉绌急[2]，绌急则外引小络，故卒然而痛，得炅则痛立止。因重中于寒，则痛久矣。

寒气客于经脉之中，与炅[3]气相薄[4]，则

脉满，满则痛而不可按也。寒气稽留[5]，炅气从上[6]，则脉充大而血气乱，故痛甚不可按也。寒气客于肠胃之间，膜原[7]之下，血不得散，小络急引故痛，按之则血气散，故按之痛止。寒气客于侠脊之脉[8]，则深按之不能及，故按之无益也。寒气客于衝脉，衝脉起于关元[9]，随腹直上，寒气客则脉不通，脉不通则气因之，故喘动应手矣。

寒气客于背俞之脉[10]则脉泣[11]，脉泣则血虚，血虚则痛，其俞注于心，故相引而痛[12]，按之则热气至，热气至则痛止矣。寒气客于厥阴之脉，厥阴之脉者，络阴器繫于肝，寒气客于脉中，则血泣脉急，故脅肋与少腹相引痛矣。厥气[13]客于阴股，寒气上及少腹，血泣在下相引，故腹痛引阴股。

寒气客于小肠膜原之间，络血之中，血泣不得注于大经[14]，血气稽留不得行，故宿昔而成积矣。寒气客于五藏，厥逆上泄，阴气竭，阳气未入[15]，故卒然痛死不知人，气复反[16]，则生矣。寒气客于肠胃，厥逆上出[17]，故痛而呕也。寒气客于小肠，小肠不得成聚[18]，故后泄[19]腹痛矣。热气留于小肠，肠中痛，瘅热[20]焦渴，则坚乾不得出，故痛而闭不通矣。

（《素问·举痛论》）

【校注】

[1] 缩蜷：收缩不伸。

〔2〕绌（chù）急：屈曲拘急。绌，屈曲。急，拘急。

〔3〕炅：热的意思。

〔4〕相薄：相互交迫。

〔5〕稽留：停留。

〔6〕从上：郭霭春《黄帝内经素问校注语译》："'上'误，似应作'之'。篆文'之'（圡）'上'（𠄟）形似易混。"若此，文义较畅。

〔7〕膜原：脏腑、肌肉间的脂膜组织。张介宾曰："膜，筋膜也。原，肓之原也。"又注《素问·痿论》云："盖膜犹幕也，凡肉理脏腑之间，其成片联络薄筋，皆谓之膜。所以屏障血气者也。凡筋膜所在之处，脉络必分，血气必聚，故又谓之膜原，亦谓之脂膜。"

〔8〕侠脊之脉：众说不一，有指督脉者，如杨上善；有指督脉与膀胱经者，如王冰；有指膀胱经背部之五脏俞，如高世栻；有指冲脉者，如张志聪；有指膀胱经之伏冲伏膂之脉者，如张介宾。虽众说纷纭，但从"侠脊"及"深按之不能及，故按之无益"来看，其指脊柱两旁深部之经脉。

〔9〕冲脉起于关元：马莳注云："按《骨空论》云：冲脉起于气冲，今曰关元者，盖任脉当脐中而上行，则本起于气冲而与任脉并行，故谓之起于关元亦可也"。关元，任脉穴，在脐下三寸。

〔10〕背俞之脉：足太阳经脉行于背部的部分有五

脏六腑之俞穴，故名之。

［11］脉泣：血脉凝涩。

［12］相引而痛：互相牵引作痛。

［13］厥气：张介宾注："寒逆之气也。"据文义及前后文例，"厥气"似应与下句"寒气"互易，成"寒气客于阴股，厥气上及少腹"，则于理较顺。

［14］大经：张志聪注："大经，脏腑之大络也。"又，特指小肠经脉，如郭霭春引孙鼎宜说："大经，小肠经脉也，对于络血言，故称大经。"

［15］厥逆上泄，阴气竭，阳气未入：指寒气客于五脏，脏气上越外泄，阴气阻绝于内，阳气泄越于外不得入内，阴阳处于暂时离决状态。厥逆上泄，即五脏厥逆之气向上泄越。竭，"遏"字之误，即遏止、阻绝不通之义。

［16］气复反：阳气恢复。

［17］厥逆上出：肠胃之气上逆。

［18］成聚：指小肠受盛容留水谷的作用。

［19］后泄：大便泄泻。

［20］瘅热：热盛。瘅，热也。

【提要】

本段阐述了十四种痛证的证候表现及病机。

第五章

【图表解】

表 5-3-1　14 种痛证的性质及病机

寒气所客部位	疼痛性质	病机
客于脉外	卒然而痛	脉寒收引，得热痛止
	痛久	重中于寒
客于经脉之中	痛甚不可按	脉充大而血气乱
客于肠胃之间，膜原之下	按之痛止	血不得散，小络急引
客于侠脊之脉	按之无益也	寒主收引且脉位深
客于冲脉	按之喘动应手矣	寒气客则脉不通
客于背俞之脉	心与背相引而痛	寒客背俞，俞气注心
客于厥阴之脉	胁肋与少腹相引痛矣	寒气客于脉中，血泣脉急
客于阴股	腹痛引阴股	寒气上及少腹，血泣在下相引
客于小肠膜原之间	宿昔而成积	血泣不得注于大经，稽留不得行
客于五脏	卒然痛死不知人	厥逆上泄，阴气竭，阳气未入
客于肠胃	痛而呕	厥逆上出
客于小肠	后泄、腹痛	小肠不得成聚
热气留于小肠	痛而闭不通	热瘀小肠，瘅热焦渴，坚干不得出

表 5-3-2 疼痛的兼症及病机分析

兼症	病机分析
痛久成积	寒客小肠，膜原之间，络血聚积
痛而昏厥	寒客五脏，厥气暴逆
痛而作呕	寒客肠胃，胃失和降
痛而腹泻	寒客小肠，清浊不分
痛而便闭	热留小肠，津伤肠燥

表 5-3-3 痛证病机归纳

证候	病机
寒气客于脉外，则脉寒，脉寒则缩蜷，缩蜷则脉绌急	寒主收引
寒气客于脉中则脉不通； 寒气客于肠胃之间，膜原之下，血不得散，小络急引	血气痹阻
寒气稽留，炅气从上，则脉充大而血气乱	热盛脉满
寒气客于背俞之脉，则脉涩，脉涩则血虚	血虚不荣
寒气客于五脏，厥逆上泄； 寒气客于肠胃，厥逆上出，故痛而呕也； 寒气客于小肠，小肠不得成聚	脏腑气血逆乱

【原文】

5303 帝曰：所謂言而可知者也。視而可見，奈何？

岐伯曰：五藏六府，固盡有部[1]，視其五色，黃赤爲熱，白爲寒，青黑爲痛，此所謂視而可見者也。

帝曰：捫而可得，奈何？

岐伯曰：視其主病之脈，堅而血及陷下者[2]，皆可捫而得也。

（《素問·舉痛論》）

【校注】

[1] 五脏六腑，固尽有部：指五脏六腑在面部各有一定的分部。张志聪曰："五脏六腑之气色，皆见于面，而各有所主之部位。"

[2] 坚而血及陷下者：指局部按诊。局部血脉壅盛，按之坚硬，属实；按之陷下濡软，为虚。

【提要】

本段阐述了通过望诊和切诊判断痛证病位、病性的方法。

【图表解】

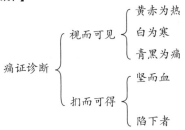

图 5-3-2　痛证的诊断方法

【原文】

5304 厥頭痛[1]，面若腫起而煩心，取之足陽明太陰。厥頭痛，頭脈痛[2]，心悲善泣，視頭動脈反盛者[3]，刺盡去血，後調足厥陰。厥頭痛，貞貞頭重而痛[4]，寫頭上五行行五[5]，先取手少陰，後取足少陰。厥頭痛，意[6]善忘，按之不得[7]，取頭面左右動脈[8]，後取足太陰。厥頭痛，項先痛，腰脊爲應[9]，先取天柱，後取足太陽。厥頭痛，頭痛甚，耳前後脈湧有熱[10]，寫出其血，後取足少陽。

真頭痛[11]，頭痛甚，腦盡痛，手足寒至節[12]，死不治。

頭痛不可取於腧者，有所擊墮，惡血在於內；若肉傷，痛未已，可則刺，不可遠取也。頭痛不可刺者，大痹爲惡，日作者，可令少愈，不可已。頭半寒痛，先取手少陽陽明，後取足少陽陽明。

（《靈樞·厥病》）

【校注】

[1] 厥头痛：指经气逆乱上冲于头脑导致的头痛。张介宾："厥，逆也，邪逆于经，上干头脑而为痛者，曰厥头痛。"

[2] 头脉痛：指头部沿一定的经脉循行而疼痛。

[3] 视头动脉反盛者：观察头部脉络充盛且搏动处。《太素》作"视头动，脉反盛者"。杨上善曰："视头动者，视之时头战动也。脉反盛者，络脉盛。"

可从。

[4] 贞贞头重而痛：即眩晕头重而疼痛。贞贞，头眩晕状。

[5] 头上五行（háng）行五：头上五行，指头部的五条经脉，正中是督脉，左右两侧分别有足太阳经、足少阳经，共计五条。行五，每条经脉上又各有五个穴位。如督脉上有上星、囟会、前顶、百会、后顶；两旁足太阳膀胱经上有承光、通天、络却、玉枕、五处；两侧足少阳经上有临泣、目窗、正营、承灵、脑空。共计二十五穴。

[6] 意：通"噫"，即嗳气。

[7] 按之不得：疼痛的部位不固定。

[8] 头面左右动脉：头面部的左右足阳明经大迎、上关穴处。

[9] 项先痛，腰脊为应：指患者颈项部先痛，继之腰脊部也痛。

[10] 耳前后脉涌有热：指耳前后足少阳经充盛且发热。

[11] 真头痛：为邪气直中脑髓，致剧烈头痛的危重病证。

[12] 手足寒至节：即手足冷到肘、膝关节。节，指肘、膝关节。

【提要】

此段根据病机将头痛分为厥头痛和真头痛，并论述其病机、症状、治疗和预后。

【图表解】

厥头痛

- 病机：经气逆乱上冲于脑
- 证候与治疗
  - 面若肿起而烦心：取足阳明、太阴
  - 头脉痛：刺尽去血，后调足厥阴
  - 贞贞头重而痛：泻头上五行行五，先取手少阴，后取足少阴
  - 意善忘，按之不得：取头面左右动脉，后取足太阴
  - 项先痛：先取天柱，后取足太阳
  - 头痛甚：泻出其血，后取足少阳

图 5-3-3　厥头痛的病机、证候和治疗

真头痛

- 病机：邪气直中脑髓，真气为邪所伤，元阳败绝
- 证候：头痛甚，脑尽痛，手足寒至节
- 预后：死不治，预后差

图 5-3-4　真头痛的病机、证候和预后

【原文】

5305 厥心痛[1]，與背相控[2]，善瘛[3]，如從後觸其心，傴僂[4]者，腎心痛也，先取京骨、崑侖，發狂不已，取然谷[5]。厥心痛，腹脹胸滿，心尤痛甚，胃心痛[6]也，取之大都太白。厥心痛，痛如以錐針刺其心，心痛甚者，脾心痛也，取之然谷

太溪。厥心痛，色蒼蒼[7]如死狀，終日不得太息，肝心痛也，取之行間太衝。厥心痛，臥若徒居，心痛間[8]，動作痛益甚，色不變，肺心痛也。取之魚際太淵。

真心痛[9]，手足青[10]至節，心痛甚，旦發夕死，夕發旦死。心痛不可刺者，中有盛聚[11]，不可取於腧。

（《靈樞·厥病》）

【校注】

[1] 厥心痛：因五脏气机逆乱而导致的心痛。

[2] 与背相控：即疼痛牵引到背部。控，引也，牵引之意。

[3] 瘛：收缩。

[4] 伛偻（yǔlǚ）：即背屈腰弯，呈驼背状。

[5] 发狂不已，取然谷：《甲乙经》作"发针立已，不已取然谷"。似妥。

[6] 胃心痛：《诸病源候论·心痛候》："足太阴为脾之经与胃合，足阳明为胃之经，气虚逆乘心而痛，其状腹胀归于心而痛甚，谓之胃心痛。"

[7] 色苍苍：面色发青。

[8] 卧若徒居，心痛间：谓卧床或者闲居、休息，心痛即可缓解减轻。若，作"或"讲。徒居，闲居、休息之意。

[9] 真心痛：邪气直犯心脏而致的剧烈心痛。

〔10〕青：通"清"，寒冷之意。

〔11〕中有盛聚：指瘀血、积聚等有形之邪停聚于内。

【提要】

此段根据病机将心痛分为厥心痛和真心痛，并论述其病机、症状、治疗和预后。

【图表解】

厥心痛
　病机：气机逆乱，上扰于心
　证候及其治疗
　　肾心痛：先取京骨、昆仑；发狂不已，取然谷
　　胃心痛：取之大都、太白
　　脾心痛：取之然谷、太溪
　　肝心痛：取之行间、太冲
　　肺心痛：取之鱼际、太渊

图 5-3-5　厥心痛的病机、证候和治疗

真心痛
　病机：邪气直犯心脏
　证候：手足青至节，心痛甚
　预后：旦发夕死，夕发旦死，预后差

图 5-3-6　真心痛的病机、证候和预后

第五章

第四节　痹证

【原文】

☆5401 黄帝问曰：痹之安生？

岐伯对曰：风寒湿三气杂至[1]，合而为痹也。其风气胜者为行痹[2]，寒气胜者为痛痹[3]，湿气胜者为著痹[4]也。

帝曰：其有五者何也？

岐伯曰：以冬遇此者为骨痹[5]，以春遇此者为筋痹[5]，以夏遇此者为脉痹[5]，以至阴遇此者为肌痹[5]，以秋遇此者为皮痹[5]。

帝曰：内舍[6]五藏六府，何气使然？

岐伯曰：五藏皆有合[7]，病久而不去者，内舍于其合也。故骨痹不已，复感于邪，内舍于肾；筋痹不已，复感于邪，内舍于肝；脉痹不已，复感于邪，内舍于心；肌痹不已，复感于邪，内舍于脾；皮痹不已，复感于邪，内舍于肺。所谓痹者，各以其时重感于风寒湿之气也[8]。

（《素问·痹论》）

【校注】

[1] 风寒湿三气杂至，合而为痹也：杂，集也，

即聚集之意。当与"合而为痹"之"合"字结合理解。杨上善注:"风寒湿等,各为其病,若三气杂至,合而为一,病称为痹。"

[2]行痹:是以肢节疼痛游走无定处为特点的痹证,亦称风痹。尤在泾注:"行痹者风气胜,风之气善行而数变,故其证上下左右无所留止,随其所在,血气不通而为痹。"

[3]痛痹:是以疼痛剧烈为特点的痹证,亦称寒痹。张介宾注:"阴寒之气,客于肌肉筋骨之间,则凝结不散,阳气不行,故痛不可当。"

[4]著痹:是以痛处重滞固定,或顽麻不仁为特点的痹证,亦称湿痹。张介宾注:"肢体重着不移,或为疼痛,或为顽木不仁。湿从土化,病多发于肌肉。"著,重著、留着难去之义。

[5]骨痹、筋痹、脉痹、肌痹、皮痹:此根据风寒湿三气侵入人体的季节不同及五脏合五时、五体而命名,合称五体痹。楼英《医学纲目》云:"皆以所遇之时,所客之处命名,非此行痹、痛痹、著痹之外,又别有骨痹、筋痹、脉痹、肌痹、皮痹也。"

[6]内舍:指病邪居留潜藏于内。

[7]合:指五脏之外合,即骨、筋、脉、肌、皮五体。《素问·五藏生成》曰:"心之合脉也,肺之合皮也,肝之合筋也,脾之合肉也,肾之合骨也。"

[8]各以其时重感于风寒湿气也:五体痹如长期

不愈，又在各自相应的季节重复感受风寒湿邪，就可发展成五脏痹。各以其时，谓各在相应的季节。重感，重复感受之意。

【提要】

本段阐述了痹证的概念、病因病机，痹证的分类，以及五体痹、五脏痹的发病。

【原文】

☆5402 凡痹之客五藏者，肺痹者，煩滿喘而嘔；心痹者，脈不通，煩則心下鼓[1]，暴上氣而喘，嗌乾，善噫[2]，厥氣上則恐；肝痹者，夜臥則驚，多飲數小便，上爲引如懷[3]；腎痹者，善脹，尻以代踵[4]，脊以代頭[4]；脾痹者，四支解墮[5]，發欬嘔汁，上爲大塞[6]；腸痹者，數飲而出不得，中氣喘爭[7]，時發飧泄；胞痹[8]者，少腹膀胱按之內痛[9]，若沃以湯[10]，澀於小便，上爲清涕。

陰氣[11]者，靜則神藏，躁則消亡[12]。飲食自倍，腸胃乃傷[13]。

淫氣喘息，痹聚在肺[14]；淫氣憂思，痹聚在心；淫氣遺溺，痹聚在腎；淫氣乏竭[15]，痹聚在肝；淫氣肌絕[16]，痹聚在脾[17]。

諸痹不已，亦益內[18]也。其風氣勝者，其人易已也。

帝曰：痹，其時有死者，或疼久者，或易已者，其故何也？

岐伯曰：其入藏者死，其留連筋骨間者疼久，其留皮膚間者易已。

帝曰：其客於六府者，何也？

岐伯曰：此亦其食飲居處[19]，爲其病本也。六府亦各有俞，風寒濕氣中其俞，而食飲應之，循俞而入，各舍其府也。

帝曰：以鍼治之奈何？

岐伯曰：五藏有俞[20]，六府有合[21]，循脈之分，各有所發，各隨其過則病瘳[22]也。

《素問·痹論》

【校注】

[1] 心下鼓：心下鼓动，即心悸。张琦注："心主脉而贯肺，以行呼吸，心下跳动，上气而喘，心乘肺也。"

[2] 善噫：作"嗳气"解。《素问·宣明五气》："心为噫。"

[3] 上为引如怀：此因肝痹之病，气机不畅，水液滞留，而出现腹部胀满的症状。引，《说文》曰："开弓也。"此形容腹胀大，如怀妊之状。

[4] 尻（kāo）以代踵，脊以代头：尻以代踵，指足不能行，以尻代之；脊以代头，指头俯不能仰，背驼甚，致脊高于头。尻，尾骶部。踵，足后跟。

[5] 四支解堕：即四肢困倦无力。

[6] 上为大塞：高世栻注："土灌四旁，痹则土气

不灌，气惟上逆，故咳。入胃之饮，藉脾气以散精，痹则不能散精，故呕汁。脾气不能转输，则肺不能通调水道，故上为大塞。"上，指上焦。大，郭霭春校作"不"，系形误。"不"与"否"古通，《广雅·释古四》："否，不也。""否"与"痞"通，是则"大塞"即"痞塞"。

[7] 中气喘争：指肠胃之气上迫于肺以致喘息气急。

[8] 胞痹：即膀胱痹。

[9] 内痛：指少腹内疼痛。张介宾注："膀胱气闭，故按之内痛。"

[10] 若沃以汤：好像浇了热水的样子。

[11] 阴气：此处指五脏精气。

[12] 静则神藏，躁则消亡：张介宾注："人能安静，则邪不能干，故精神完固而内藏；若躁扰妄动，则精神耗散，神志消亡，故外邪得以乘之，五脏之痹因而生矣。"

[13] 饮食自倍，肠胃乃伤：如果饮食过多了，肠胃就要受到损伤。

[14] 淫气喘息，痹聚在肺：凡皮肉筋脉骨五体之痹证，日久不愈，内脏之气淫乱，则风寒湿之邪内聚于相应之脏，成为脏腑痹证。如见喘息之症，则为邪聚于肺，而为肺痹。下文心肾肝脾四脏仿此。淫气，指内脏淫乱之气。

〔15〕乏竭：指疲乏力竭。

〔16〕肌绝：指肌肉消瘦。

〔17〕痹聚在脾：《太素》作"痹聚在胃"，此后并有"淫气壅塞，痹聚在脾"八字，并注云："饥者，胃少谷也。饥过绝食则胃虚，故痹聚。谷气过塞，则实而痹聚于脾也。"可参。

〔18〕益内：指疾病日益向内深入发展、传变。

〔19〕此亦其食饮居处：饮食不节，居处失宜，是腑痹致病的根本原因。

〔20〕五脏有俞：即五脏各有俞穴。如肝俞太冲，心俞大陵，脾俞太白，肺俞太渊，肾俞太溪。

〔21〕六腑有合：六腑各有合穴。如胃之合三里，胆之合阳陵泉，大肠之合曲池，小肠之合小海，三焦之合委阳，膀胱之合委中。

〔22〕瘳（chōu）：病愈。

【提要】

本段阐述了脏腑痹的证候病机，以及痹证的治疗方法。

【原文】

☆5403 帝曰：荣卫之氣亦令人痹乎？

岐伯曰：荣者[1]，水穀之精氣也，和調於五藏，灑陳於六府[2]，乃能入於脈也。故循脈上下，貫五藏絡六府也。衛者，水穀之悍氣[3]也，其氣慓疾滑利[4]，不能入於脈也。故循皮膚之中，分肉之間，熏於肓膜[5]，散於胸腹。逆其氣則病，從其氣則愈，不與風寒濕氣合，故不爲痹。

（《素問·痹論》）

【校注】

[1] 荣者：指荣气，也称营气。

[2] 和调于五脏，洒陈于六腑：两句为互文，即和调洒陈于五脏六腑。洒水为洒，布陈谓陈，洒陈，散布之意。姚止庵注："和调者，运行无间；洒陈者，遍满不遗，然惟和调，故能洒陈也。"

[3] 悍气：指卫气。张介宾曰："卫气者，阳气也。阳气之至，浮盛而疾，故曰悍气。"

[4] 慓疾滑利：指卫气运行急速滑利而不受脉道约束。

[5] 熏于肓膜：张介宾注："凡腔腹肉理之间，上下空隙之处，皆谓之肓。盖膜犹幕也，凡肉理之间，脏腑内外其成片联络薄筋，皆谓之膜。"熏，即温煦之意。

【提要】

此段阐述了营卫之气的来源、性质、运动、分布，以及痹证与荣卫之气的关系。

【图表解】

表5-4-1 营卫二气的来源、性质及运行分布

	营气	卫气
来源	水谷精微	
性质	水谷之精气	水谷之悍气(慓疾滑利)
运行分布	循脉上下,贯五脏,络六腑	皮肤之中,分肉之间,熏于肓膜,散于胸腹

【原文】

5404 帝曰:善。痹或痛,或不痛,或不仁,或寒,或熱,或燥,或濕,其故何也?

岐伯曰:痛者,寒氣多也,有寒故痛也。其不痛不仁[1]者,病久入深,榮衛之行濇,經絡時踈,故不通[2],皮膚不營,故爲不仁。其寒者,陽氣少,陰氣多,與病相益[3],故寒也。其熱者,陽氣多,陰氣少,病氣勝,陽遭陰[4],故爲痹熱[5]。其多汗而濡者,此其逢濕甚也,陽氣少,陰氣盛,兩氣相感[6],故汗出而濡也。

帝曰:夫痹之爲病,不痛何也?

岐伯曰:痹在於骨則重,在於脈則血凝而不流,在於筋則屈不伸,在於肉則不仁,在於皮則寒。故具此五者,則不痛也。凡痹之類,逢寒則蟲,逢熱則縱[7]。帝曰:善。

(《素問·痹論》)

【校注】

［1］不仁：杨上善注："仁者，亲也，觉也。营卫及经络之气疏涩，不营皮肤，神不至于皮肤之中，故皮肤不觉痛痒，名曰不仁。"

［2］经络时疏，故不通：张介宾注："疏，空虚也，荣卫之行涩，而经络时疏，则血气衰少。血气衰少则滞逆亦少，故为不痛。"

［3］阳气少，阴气多，与病相益：指素体阴盛者，再感受风寒湿邪，其寒更甚。李中梓："痹病本属阴寒，若阳气不足之人，则寒从内生，与外病相助益，故寒也。"阳气少，阴气多，指人的体质偏于阴盛。病，此处指风寒湿邪气。

［4］病气胜，阳遭阴：指阴虚阳盛者，受邪后，阴不胜阳，变化而为热，故发为痹热。遭，《甲乙经》作"乘"，指战而胜之也。

［5］故为痹热：《甲乙经》作"故为热"。按正文"故为寒"，正与"故为热"相对。可从。

［6］两气相感：指人体偏盛的阴气与外来以湿邪为主的风寒湿邪相互作用。

［7］逢寒则虫，逢热则纵：此言痹证患者，遇到天气寒冷，则会出现筋脉拘急疼痛，遇到天气炎热，则会出现筋脉弛纵不收。虫，《甲乙经》《太素》作"急"；纵，即弛纵。

【提要】

本段阐述了痹病或痛、或不痛、或不仁、或寒、或热、或湿等兼证出现的机理。

【图表解】5401、5402、5404 条。

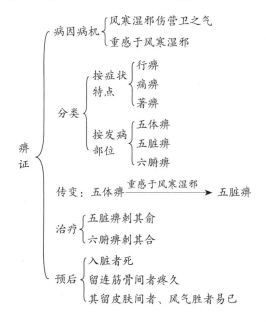

图 5-4-1　痹证病因病机、分类、传变、治疗和预后

【原文】

5405 黄帝問於岐伯曰：周痹[1]之在身也，上下移徙隨脈，其上下[2]左右相應[3]，間不容空[4]，願聞此痛，在血脈之中邪？將在分肉之間乎？何以致是？其痛之移也，間不及下鍼，其愊痛[5]之時，

不及定治，而痛已止矣，何道使然？愿闻其故。

岐伯答曰：此众痹也，非周痹也。

黄帝曰：愿闻众痹。岐伯对曰：此各在其处，更发更止，更居更起，以右应左，以左应右，非能周也，更发更休也。

黄帝曰：善。刺之奈何？

岐伯对曰：刺此者，痛虽已止，必刺其处，勿令复起。

（《灵枢·周痹》）

【校注】

[1] 周痹：指痛处遍及全身的痹证。

[2] 其上下：《太素》无"其"字，文义较顺。可参。

[3] 左右相应：指疼痛部位左右相互对称。

[4] 间不容空：指疼痛连续不断，无休止之时。

[5] 愪痛：指疼痛聚集之处。愪，《甲乙经》《太素》并作"蓄"，古"愪""蓄""畜"通用，聚集之意。

【提要】

本段论述了众痹的病因、病机、证候特点及治疗原则，并对众痹和周痹进行了比较。

【原文】

5406 帝曰：善。愿闻周痹何如？

岐伯对曰：周痹者，在于血脉之中，随脉以上，随脉以下，不能左右，各当其所。

黄帝曰：刺之奈何？

岐伯对曰：痛从上下者，先刺其下以过之[1]，后刺其上以脱之[2]；痛从下上者，先刺其上以过之，后刺其下以脱之。

黄帝曰：善。此痛安生？何因而有名？

岐伯对曰：风寒湿气，客于外分肉之间，迫切而为沫[3]，沫得寒则聚，聚则排分肉而分裂也，分裂则痛，痛则神归之，神归之则热[4]，热则痛解，痛解则厥[5]，厥则他痹发，发则如是。

帝曰：善。余已得其意矣。此内不在藏，而外未发于皮，独居分肉之间，真气不能周，故命曰周痹[6]。故刺痹者，必先切循其上下之六经，视其虚实，及大络之血结而不通，及虚而脉陷空者而调之，熨而通之。其瘛坚[7]，转引而行之。

（《灵枢·周痹》）

【校注】

[1] 过之：指制止邪气向前发展。过，《太素》作"遏"，阻止、制止也。可从。

[2] 脱之：夺截邪气之归路而尽除之。脱，夺也。

[3] 沫：指痰。徐大椿曰："经中无痰字，沫即痰也。"可参。

[4] 痛则神归之，神归之则热：张介宾曰："痛则心注其处，故神归之，神归即气归也，气归则热。"

〔5〕热则痛解，痛解则厥：指热可使寒气消散，疼痛缓解，但邪气仍在，可向他处逆行发展。

〔6〕周痹：当作"众痹"。楼英《医学纲目》云："周痹当为众痹。夫周痹邪在分肉血脉，今云邪独居分肉之间，而命曰周痹者，是众痹之误为周痹也明矣。"

〔7〕瘛坚：指转筋拘急，按之则坚。

【提要】

论述周痹的病因、病机、证候特点及治疗原则。

【图表解】5405、5406

表 5-4-2　众痹、周痹的鉴别诊断

	众痹	周痹
病因	外感风寒湿三邪	
病机	邪气凝聚，气血闭阻	
侵袭部位	分肉之间	血脉之中
证候特点	疼痛在人身之上下左右，"左右相应"对称，并"各在其处"，且"更发更止"，时止时休，变化不定	疼痛遍及全身，"随脉以上,随脉以下"
治疗	痛虽已止，必刺其处，勿令复起	阻邪气发展前行，断邪气之归路

第五节 痿证

【原文】

5501 黄帝問曰：五藏使人痿[1]，何也？

岐伯對曰：肺主[2]身之皮毛，心主身之血脈，肝主身之筋膜[3]，脾主身之肌肉，腎主身之骨髓。故肺熱葉焦[4]，則皮毛虛弱，急薄[5]著則生痿躄[6]也。心氣熱，則下脈厥而上，上則下脈虛[7]，虛則生脈痿，樞折挈，脛縱而不任地[8]也。肝氣熱，則膽泄口苦[9]筋膜乾，筋膜乾則筋急而攣，發為筋痿[10]。脾氣熱，則胃乾而渴，肌肉不仁，發為肉痿[11]。腎氣熱，則腰脊不舉，骨枯而髓減，發為骨痿[12]。

（《素問·痿論》）

【校注】

［1］痿：肢体痿弱无力，日久枯萎，不能正常使用的一类疾病。

［2］主：管理。孙沛："主，司也。五脏各有所合，惟内外相合，故皮、肉、筋、骨、脉之举止自如，动作便利，全赖脏气外达以为营养。"

［3］筋膜：包在肌肉筋腱外的薄膜。

［4］肺热叶焦：肺有郁热，津液耗伤，肺叶枯萎

263

的病理变化。

[5] 皮毛虚弱急薄：肺热津伤，内失清肃，外失宣发濡润，使得皮毛萎弱枯燥。急薄，形容皮肤干枯无光泽。

[6] 著则生痿躄（bì）：若肺热留之不去则肺阴耗伤，内失清肃，外失宣发，不可传布精气，关节筋脉得不到滋养濡润，所以导致足痿不能用。著，附着，留之不去。躄，音壁，足痿不用。

[7] 心气热，则下脉厥而上，上则下脉虚：心有热则脉中气血随热邪厥逆上行，下部之脉中气血亏虚。

[8] 枢折挈（qiè），胫纵而不任地：脉痿的症状是四肢关节像枢纽折断一样不能提挈，足胫弛软无力不能站立。枢，门枢。这里指枢纽。折，折断。挈，音切，提挈之意。胫纵，足胫弛软无力。

[9] 胆泄口苦：肝胆相表里，胆汁热熏上泄，故口苦。

[10] 筋膜干则筋急而挛，发为筋痿：肝热血虚不濡筋脉，筋膜干枯不润，拘急痉挛，手足不可自如伸缩，这是筋痿的表现。

[11] 脾气热，则胃干而渴，肌肉不仁，发为肉痿：脾与胃相表里，脾热则胃中津液耗伤不能上润于口，故胃干口渴。脾主运化水谷，营养肌肉，脾热则肌肉失养，麻木不仁，不知痛痒，这是肉痿的表现。

[12] 肾气热，则腰脊不举，骨枯而髓减，发为骨

痿：腰为肾之府，肾主藏精生髓，肾气热则阴精耗损，腰脊失养不能伸，骨髓失养而枯槁，这是骨痿的表现。

【提要】

该条文主要论述了五脏内热引起的五种痿证。五脏各有所合，当其脏腑内热耗伤阴液则其所合不得濡润，进而导致五痿的发生。其中肺为脏之长，居于诸脏之上，布散津液于全身，所以论述五脏有热，惟"肺热叶焦"冠其首。

【图表解】

表 5-5-1　五脏气热所致五体痿证

五脏所主	病因病机	症状	痿证类别
肺主皮毛	肺热叶焦	皮毛虚弱急薄	痿躄
心主血脉	心气热	下脉厥上而空虚；枢折挈，胫纵不任地	脉痿
肝主筋膜	肝气热	胆泄口苦，筋膜干，筋急而挛	筋痿
脾主肌肉	脾气热	胃干而渴，肌肉不仁	肉痿
肾主骨髓	肾气热	腰脊不举，骨枯髓减	骨痿

【原文】

5502 帝曰：何以得之？

岐伯曰：肺者藏之长也，爲心之蓋也。有所失亡，所求不得[1]，則發肺鳴，鳴則肺熱葉焦。故曰：五藏因肺熱葉焦，發爲痿躄[2]，此之謂也。悲哀太甚，則胞絡絕[3]，胞絡絕，則陽氣內動，發則心下崩，數溲血[4]也。故《本病[5]》曰：大經空虛，發爲肌痹[6]，傳爲脈痿。思想無窮，所願不得，意淫於外，入房太甚[7]，宗筋弛縱[8]，發爲筋痿，及爲白淫[9]。故《下經[10]》曰：筋痿者，生於肝，使內[11]也。有漸於濕[12]，以水爲事，若有所留[13]，居處相濕，肌肉濡漬[14]，痹而不仁，發爲肉痿。故《下經》曰：肉痿者，得之濕地也。有所遠行勞倦，逢大熱[15]而渴，渴則陽氣內伐[16]，內伐則熱舍於腎，腎者，水藏也，今水不勝火，則骨枯而髓虛，故足不任身，發爲骨痿。故《下經》曰：骨痿者，生於大熱也。

（《素問·痿論》）

【校注】

[1]有所失亡，所求不得：指人们事不遂心，不能满足欲望从而抑郁，郁而生火，火灼肺金。失亡，情志不顺。

[2]五脏因肺热叶焦，发为痿躄：张志聪："肺热叶焦，则津液无从输布，而五脏皆热矣。"五脏都会受肺热影响而导致阴液不足，从而发生痿躄。

[3]胞络绝：心在志为喜，悲哀太过则伤心使心包络阻绝。胞络，指心包的络脉。杨上善："胞络者，心上胞络之脉。"绝，阻绝。

[4]心下崩，数溲血：心胞阻绝，气行不畅，郁

而生热，亢阳内动，逼血下行，所以致人时常作血。心下崩，即心血下注如崩。崩，形容出血突然和量多。数，音朔，多次的意思。

[5] 本病：张介宾："本病，古经篇名。"

[6] 大经空虚，发为肌痹，传为脉痿：因出血过多导致大经空虚，肌肉失养麻木顽痹，而后传为脉痿。大经，大的经脉，与络脉相对。

[7] 意淫于外，入房太甚：指色欲过旺欲火内动，房劳过甚耗损阴精。意淫，色欲太过。

[8] 宗筋弛纵：色欲房劳过甚则火动精衰，宗筋失养，弛纵不举。宗筋，指聚于前阴之大筋。张志聪："前阴者，宗筋之所聚。"

[9] 及为白淫：筋痿由于伤肝，肝伤则木不制土，脾湿过盛，与火结为湿热。湿热下注于肾，肾失闭藏，则为白带；相火妄动，肾气不固，则为精滑。白淫，指白带和精滑。马莳："在男子为精滑，在女子为白带。"

[10] 下经：张介宾："下经，古经也。"下同。

[11] 使内：指房事。吴崑："使内，入房也。"

[12] 渐于湿：逐渐受到湿邪侵袭，其致病缓也。

[13] 以水为事，若有所留：经常从事水中作业，使水湿之气留于体内。

[14] 居处相湿，肌肉濡渍：居住潮湿之地，肌肉受湿邪浸渍。

[15] 大热：气候炎热，伤津耗液。

[16] 阳气内伐：内热大渴，胃液枯，肾阴竭，阳热之气由中焦陷于肾。内伐，即内攻，内陷。

【提要】

该条文进一步阐述了五痿的发生机制。其中脉痿多见于悲哀过甚，筋痿多见于淫欲使内，肉痿多见于湿邪浸渍，骨痿多见于大热津伤，而肺热叶焦则影响各脏津液输布，发生痿躄。

【图表解】

表 5-5-2　五体痿证的病因病机

病证	病因	病机
痿躄	有所失亡，所求不得	肺热叶焦，肺鸣
脉痿	悲哀太甚	胞络绝，心下崩溲血
筋痿	思想无穷，所愿不得，意淫于外，入房太甚	宗筋弛纵，及为白淫
肉痿	有渐于湿，以水为事，若有所留，居处伤湿	肌肉濡渍，肉痹不仁
骨痿	远行劳倦，大热而渴	阳气内伐，骨枯髓减，足不任身

【原文】

5502 帝曰：何以别[1]之？

岐伯曰：肺热者，色白而毛败[2]；心热者，色赤而络脉溢[3]，肝热者，色苍而爪枯[4]；脾热者，色黄而肉蠕动[5]；肾热者，色黑而齿槁[6]。

(《素問·痿論》)

【校注】

[1] 别：鉴别，区别。

[2] 肺热者，色白而毛败：肺色白，主皮毛。肺热则耗伤阴液，不能濡润皮毛，故面色发白而皮毛焦枯无泽。

[3] 心热者，色赤而络脉溢：心色赤，主血脉。心气热则气血厥逆而上，故面赤而络脉冲盛。

[4] 肝热者，色苍而爪枯：肝色苍，主筋，爪为筋之余。肝热内郁，疏泄失调，血行不畅，则面色苍青。阴液耗伤则筋脉失养，爪甲不荣。

[5] 脾热者，色黄而肉蠕动：脾色黄，主肌肉。脾脏湿热内郁，气血运行障碍，则不能濡养肌肉筋脉，故面色发黄，肌肉蠕动。

[6] 肾热者，色黑而齿槁：肾色黑，主骨。齿为骨之余。肾热则耗伤精气，肾精衰竭，不能生髓养骨，故面黑，骨枯而齿槁。

【提要】

该条文阐述了以形态和色泽作为痿证的鉴别要点。

【图表解】

痿证鉴别
- 肺热 → 色白而毛败
- 心热 → 色赤而络脉溢
- 肝热 → 色苍而爪枯
- 脾热 → 色黄而肉蠕动
- 肾热 → 色黑而齿槁

图 5-5-1 五体痿证鉴别

【原文】

☆ 5503 帝曰：如夫子言可矣。論言[1]治痿者獨取陽明，何也？

岐伯曰：陽明者，五藏六府之海，主潤宗筋[2]，宗筋主束骨而利機關[3]也。衝脈者，經脈之海也，主滲灌谿谷[4]，與陽明合於宗筋[5]，陰陽揔宗筋之會，會於氣街[6]，而陽明爲之長[7]，皆屬於帶脈，而絡於督脈[8]。故陽明虛則宗筋縱，帶脈不引，故足痿不用也。

（《素問·痿論》）

【校注】

［1］论言：张介宾认为："论言者，即《根结篇》曰：痿疾者，取之阳明。"

［2］主润宗筋：宗筋主要依赖阳明所化生的气血滋养。

［3］宗筋主束骨而利机关：宗筋的作用主要在于

约束骨骼关节，使关节活动灵活。束，管摄之意。机关，《素问·骨空论》："挟髋为机，腘上为关。"此处统指全身关节。

〔4〕冲脉者，经脉之海也，主渗灌谿谷：人体经脉气血汇聚于冲脉，冲脉将气血渗透灌溉于全身肌肉之间。渗灌，渗透灌溉之意。谿谷。张志聪："肉之大会曰谷；肉之小会曰谿。"指肌肉之间的缝隙或凹陷部位。

〔5〕与阳明合于宗筋：气街为足阳明经腹部最下方的穴位，在任脉曲骨穴傍开二寸毛际处。冲脉与阳明经汇聚于前阴旁的气街之处，所以说与阳明合于宗筋。宗筋，此处代指前阴。

〔6〕阳明揔（zǒng）宗筋之会，会于气街：张介宾："宗筋聚于前阴，前阴者，足之三阴，阳明、少阳及冲、任、督、跷九脉之所会也。九者之中，则阳明为五脏六腑之海，冲为经脉之海，此一阴一阳总乎其间，故曰阴阳总宗筋之会也。"冲脉与阳明总摄宗筋会于气街。揔，即总。

〔7〕阳明为之长：诸脉皆受阳明滋润，故称之为长也。张介宾："气街为阳明之正脉，故阳明独为之长。"

〔8〕皆属于带脉，而络于督脉：足三阴、足三阳、冲、任、跷、维，均与带脉纵横相连，又通过带脉与督脉相连。属、络，都是联系之意。

【提要】

该条文主要论述了治痿独取阳明的原理。

【图表解】

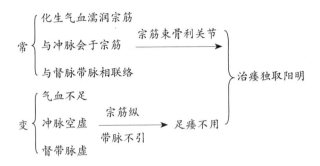

图 5-5-2   治痿独取阳明的原理

【原文】

帝曰：治之奈何？

岐伯曰：各補其滎而通其俞[1]，調其虛實，和其逆順[2]，筋脈骨肉，各以其時受月[3]，則病已矣。

帝曰：善。

（《素問·痿論》）

【校注】

[1] 补其荥而通其俞：元气虚则可用补法补其经上的荥穴，热盛可用泻法泻其经上的俞穴。荥，俞，都是十二经上的穴位，属五输穴。吴崑："十二经有荥有俞，所溜为荥，所注为俞。补，致其气也。通，行

其气也。"

［2］调其虚实，和其逆顺：调整虚实，使之平衡，调其逆气，使之和顺。逆顺，吴崑："逆顺，不顺也。"

［3］各以其时受月：分别在各脏腑受气之时治疗。杨上善："各以其时者，以其时受病之日，调之皆愈也。"

【提要】

该条文指出了痿证的针灸治疗方法及时机，即在其脏气受气的时候补其荥而通其俞。

【图表解】

$$痿证治疗原则 \begin{cases} 各补其荥而通其俞 \\ 各以其时受月 \end{cases} \Bigg\} 调其虚实，和其逆顺$$

图 5-5-3 痿证治疗原则

第六节 水病

【原文】

5601 黄帝问於岐伯曰：水[1]與膚脹[2]、鼓脹[3]、腸覃[4]、石瘕[5]、石水[6]，何以别之？

岐伯曰：水始起也，目窠上微腫[7]，如新臥起之狀，其頸脈動[8]，時咳[9]，陰股間寒[10]，足脛瘇[11]，腹乃大，其水已成矣。以手按其腹，隨手而

273

起^[12]，如裹水之狀，此其候^[13]也。

（《靈樞·水脹》）

【校注】

[1]水：指水胀病。

[2]肤胀：病名。阳气不足，寒气留于皮肤而见肿胀之证。主要症状为全身肿胀，腹大，皮厚。

[3]鼓胀：病名。以腹部胀大如鼓，皮色苍黄，腹部脉络暴起为特征的一种疾病。又称臌胀、水蛊、蛊胀、蜘蛛蛊、单腹蛊等。与肝脾肾三脏的关系密切。

[4]肠覃（xùn）：病名。附肠而生之肿物。覃，通"蕈"。

[5]石瘕：病名。女子寒瘀留积胞宫所致肿块。

[6]石水：病名。水肿病之一。因下焦阳虚，不能司其开阖，聚水不化而致水肿。

[7]目窠上微肿：指眼睑轻微浮肿，如卧蚕状。窠，《太素》作"果"，果即裹。目窠，即眼睑。

[8]颈脉动：水湿内停，内泛血脉，脉中水气涌动，故可见颈脉异常明显搏动。颈脉，指喉结旁之人迎脉。

[9]时咳：指不时咳嗽。因水邪上乘于肺所致。又称"寒水射肺"。

[10]阴股间寒：指大腿内侧因水湿所伤，而感寒冷。

[11]足胫瘇：指下肢足部浮肿。瘇，同"肿"。

〔12〕以手按其腹，随手而起，如裹水之状：用手按患者腹部，放手腹胀随手而起，像按压水囊一样。

〔13〕候：指证候，在此作诊察解。

【提要】

本条文阐述了水胀病的病因病机、证候和鉴别要点。

【图表解】

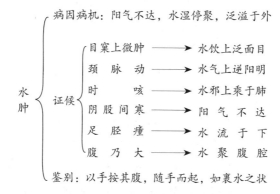

图 5-6-1　水胀病的病因病机证候和鉴别

【原文】

5601黄帝曰：肤胀何以候之？岐伯曰：肤胀者，寒气客於皮膚之間[1]，鼕鼕然[2]不堅，腹大，身盡腫[3]，皮厚[4]，按其腹，窅而不起[5]，腹色不變[6]，此其候也[7]。

（《靈樞·水脹》）

275

【校注】

［1］寒气客于皮肤之间：余伯荣："寒者，水之气也。此无形之气，客于皮肤，而为虚胀也。"客，侵袭并留而不去。

［2］鼜鼜然：鼓声。形容腹部胀气，叩击如鼓声。

［3］腹大，身尽肿：张介宾："气无所不至，故腹大，身尽肿。"

［4］皮厚：张介宾："然有水则皮泽而薄，无水则皮厚。"肤胀的皮肤与水胀薄而光泽的皮肤相对而言为厚，非指其本身皮肤变厚。

［5］窅（yǎo）而不起：指以手按腹，其凹陷不能随手而起。窅，凹陷。

［6］腹色不变：指腹部皮肤颜色无异常变化。

［7］此其候也：杨上善："肤胀，凡有五别：一者，寒气循于卫气，客于皮肤之间；二者，为肿不坚；三者，腹大身肿；四者，皮厚，按之不起；五者，腹色不变。"

【提要】

本条文阐述了肤胀病的病因病机、证候和鉴别要点。

【图表解】

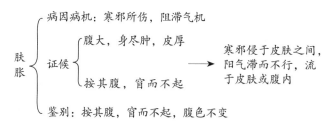

图 5-6-2　肤胀病的病因病机证候和鉴别

【原文】

5601 鼓胀何如？岐伯曰：腹胀身皆大[1]，大与肤胀等也，色苍黄[2]，腹筋起[3]，此其候也。

　　　　　　　　　　　　　　　　　　(《灵枢·水胀》)

【校注】

[1] 腹胀身皆大：指腹部与全身都肿大。

[2] 苍黄：即青黄色。苍，青色。

[3] 腹筋起：腹部青筋怒张，故青筋暴起。

【提要】

本条文阐述了鼓胀病的病因病机、证候和鉴别要点。

【图表解】

鼓
胀
{
病因病机：肝脾不和，气滞湿阻，血瘀水停
证候 {
色苍黄　　　──→肝脾不和，肝失疏泄
腹大身肿，腹筋起──→气不行水，血滞脉络
}
鉴别：色苍黄，腹筋起
}

图 5-6-3　鼓胀病的病因病机、证候和鉴别

【原文】

5602 肠覃[1]何如？

岐伯曰：寒氣客於腸外，與衛氣相搏，氣不得榮[2]，因有所系[3]，癖而內著[4]，惡氣[5]乃起，瘜肉[6]乃生。其始生也，大如雞卵，稍[7]以益大，至其成，如懷子之狀，久者離歲[8]，按之則堅，推之則移，月事以時下[9]，此其候也。

（《靈樞·水脹》）

【校注】

[1] 肠覃：即肠外生长如菌状的肿物。《玉篇》：覃，地菌也。肠中垢滓，凝聚生瘜肉，犹湿气蒸郁，生覃于木上，故谓肠覃。

[2] 气不得荣：卫气不能温养周身。荣，温养。《甲乙经》《千金》等"气"前并有"正"字。荣，营运之意。

[3] 因有所系：指寒气束缚卫气。因，承上之意。"系"有两解：一作"乱"解，指卫气运行逆乱；一作"束缚""牵制"。

[4] 癖而内著（zhuó）：此指寒邪在体内停留。癖，积也。著，留也。

[5] 恶气：即病气。

[6] 瘜肉：即寄生的恶肉。

[7] 稍：逐渐。

[8] 久者离岁：病程较长，历时一年以上。离，

经历。

[9]月事以时下：月经能按时来潮。

【提要】

本条文阐述了肠覃的病因病机、证候和鉴别要点。

【图表解】

$$肠覃 \begin{cases} 病因病机：寒邪入侵，气滞血瘀 \\ 病位：肠外 \\ 证候：腹中肿块如鸡蛋，按之坚，推之移 \\ \qquad\quad 病程日久，如怀子状，月事以时下 \\ 鉴别：月事以时下 \end{cases}$$

图 5-6-4　肠覃病的病因病机、证候和鉴别

【原文】

5602 石瘕[1]何如？

岐伯曰：石瘕生於胞中[2]，寒氣客於子門[3]，子門閉塞，氣不得通[4]，惡血當寫不寫，衃以留止[5]，日以益大，狀如懷子，月事不以時下[6]。皆生於女子[7]，可導而下[8]。

（《靈樞·水脹》）

【校注】

[1]石瘕：寒气入侵胞宫，导致寒凝血瘀形成质硬如石的肿块。

[2]胞中：子宫内。

[3]子门：指子宫颈口。

[4]气不得通，恶血当泻不泻：马莳："寒气客于

子门，子门闭塞，气不得通于外，恶血之在内，当泻不泻。"

［5］坏（pēi）以留止：经血凝滞而留积于胞宫之中。坏，凝滞之血。

［6］月事不以时下：马莳说："盖石瘕生于胞中，而不在肠外，故月事不以时下。"

［7］皆生于女子：石瘕多为妇科疾患。

［8］可导而下：可用疏通瘀滞，攻下坏血的治疗方法，使坏血下行。导，有疏通之意。下，指攻下。

【提要】

本条文阐述石瘕的病因病机、证候和鉴别要点。

【图表解】

石瘕 ⎰ 病因病机：胞宫虚寒，气不得通，瘀血内积
     病位：子宫颈口
     证候：腹中肿块，按之坚硬，腹大如怀子状，月事不以时下
     鉴别：月事不以时下

图 5-6-5　石瘕的病因病机、证候和鉴别要点

【原文】

☆5603黄帝问曰：少阴何以主肾？肾何以主水？

岐伯曰：肾者，至阴也[1]；至阴者，盛水[2]也。肺者，太阴也[3]；少阴者，冬脉也[4]。故其本在肾，其末在肺，皆积水也[5]。

（《素问·水热穴论》）

【校注】

［1］肾者，至阴也：张介宾："肾应北方之气，其脏居下，故曰至阴也。"至阴，即极阴。

［2］盛水：指肾主水的功能特性。张志聪："盛者，受盛而多也。"张介宾："水王于冬而肾主之，故曰盛水也。"

［3］肺者，太阴也：肺主手太阴经。

［4］少阴者，冬脉也：指少阴肾对应冬季。杨上善曰："少阴之脉盛，属于冬分也。"

［5］故其本在肾，其末在肺，皆积水也：张介宾："少阴脉从肾上贯肝膈入肺中，所以肾邪上逆，则水客于肺，故凡病水者，其本在肾，其末在肺，亦以金水相生，母子同气，故皆能积水。"

【提要】

该条文说明了水之所主"其本在肾，其末在肺"的原理。

【图表解】

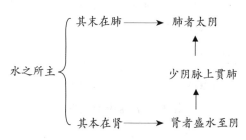

图 5-6-6　水之所主"的本末

【原文】

帝曰：腎何以聚水而生病？

岐伯曰：腎者，胃之關[1]也，關門不利，故聚水而從其類[2]也。上下溢於皮膚，故爲胕腫[3]。胕腫者，聚水而生病也。

(《素問・水熱穴論》)

【校注】

[1] 肾者，胃之关：张介宾："关者，门户要会之处，所以司启闭出入也。肾主下焦，开窍于二阴，水谷入胃，清者由前阴而出，浊者由后阴而出，肾气化则二阴通，肾气不化则二阴闭，肾气壮则二阴调，肾气虚则二阴不禁，故曰肾者胃之关也。"

[2] 关门不利，故聚水而从其类：肾气化不利，胃中消化后的津液糟粕不能正常疏泄，聚于下焦就会形成水肿。

[3] 胕肿：吴崑："肌肤浮肿曰胕肿。"

【提要】

该条文说明了水肿病病机关键在于肾气化不利。

【图表解】

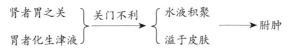

图 5-6-7　胕肿病的病机

【原文】

帝曰：諸水皆生於腎乎？

岐伯曰：腎者，牝藏也[1]，地氣上者屬於腎，而生水液也[2]，故曰至陰。勇而勞甚[3]則腎汗出，腎汗出逢於風，內不得入於藏府，外不得越於皮膚，客於玄府，行於皮裏，傳爲胕腫，本之於腎，名曰風水[4]。所謂玄府者，汗空也[5]。

（《素問·水熱穴論》）

【校注】

[1] 肾者，牝（pìn）脏也：张介宾："牝者，阴也。"

[2] 地气上者属于肾，而生水液也：肾阳气化，水液上升而布散周身。杨上善曰："地气，阴气也，阴气盛水，上属于肾。"

[3] 勇而劳甚：指自恃身强力壮而过度劳累或房劳过度。姚绍虞曰："勇，有力也。劳甚谓恃其有力而入房，或远行动作也，单指力劳偏矣。"

[4] 风水：病名。指肾虚汗出逢于风，导致皮肤之间水肿的疾病。

[5] 玄府者，汗空也：张介宾："汗属水，水色玄，汗之所居，故曰玄府。从孔而出，故曰汗空。然汗由气化，出乎玄微，是亦玄府之义。"

【提要】

该条文阐述了风水的病因病机。

【图表解】

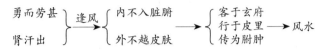

图 5-6-8　风水病的病因病机

【原文】

5604 帝曰：有病肾风[1]者，面胕痝然壅[2]，害於言，可刺不？

岐伯曰：虚不當刺。不當刺而刺，後五日其氣必至[3]。

帝曰：其至何如？

岐伯曰：至必少氣時熱，時熱從胸背上至頭，汗出手熱，口乾苦渴，小便黃，目下腫，腹中鳴，身重難以行，月事不來，煩而不能食，不能正偃，正偃則欬，病名曰風水[4]，論在《刺法》中。

帝曰：願聞其說。

岐伯曰：邪之所湊，其氣必虛，陰虛者陽必湊之，故少氣時熱而汗出也。小便黃者，少腹中有熱也。不能正偃者，胃中不和也。正偃則欬甚，上迫肺也。諸有水氣者，微腫先見於目下也。

帝曰：何以言？

岐伯曰：水者陰也，目下亦陰也，腹者至陰之所居，故水在腹者，必使目下腫也。眞氣上逆，故口苦舌乾，臥不得正偃，正偃則咳出清水也。諸水病者，故不得臥，臥則驚，驚則欬甚也。腹中鳴者，病本於胃也。薄脾則煩不能食。食不下者，胃脘鬲也。身重難以行者，胃脈在足也。月事不來者，胞脈[5]閉也，胞脈者屬心而絡於胞中，今氣上迫肺，心氣不得下通，故月事不來也。

（《素問·評熱病論》）

【校注】

［1］肾风：风邪客肾导致面目浮肿、语言不利的水肿病。

［2］面胕疯（máng）然壅：指面目浮肿的样子。

［3］其气必至：误治导致正气亏虚，病气加重，病情严重。

［4］风水：肾风误刺导致比肾风更加严重的水肿病。

［5］胞脉：子宫络脉。

【提要】

本段阐述了肾风的症状和误治导致的风水病，并详细分析论述了风水病的证候、病机。

【图表解】

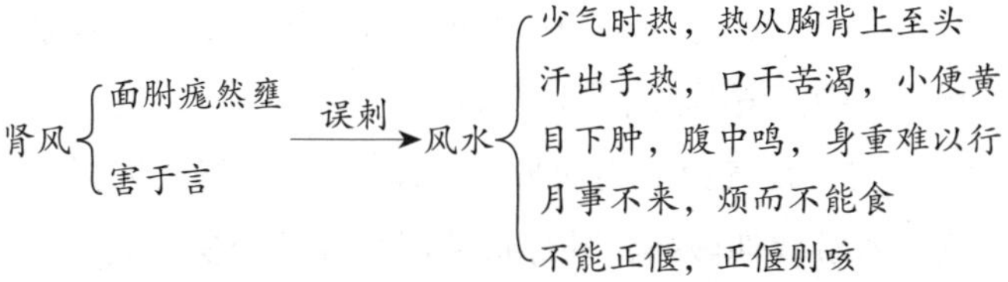

图 5-6-9　由肾风误治之风水病病因病机与证候

【原文】

☆ 5605 帝曰：其有不從毫毛而生，五藏陽以竭[1]也。津液充郭[2]，其魄[3]獨居，孤精於內，氣耗於外[4]，形不可與衣相保[5]，此四極急而動中[6]，是氣拒於內而形施於外[7]，治之奈何？

岐伯曰：平治於權衡[8]，去宛陳莝[9]，微動四極，溫衣，繆刺[10]其處，以復其形。開鬼門，潔淨府，精以時服[11]，五陽已布[12]，疏滌五藏[13]。故精自生，形自盛，骨肉相保，巨氣[14]乃平。

（《素問·湯液醪醴論》）

【校注】

[1] 五脏阳以竭：五脏之气阻遏，导致气机失调，津液代谢失常。竭，通遏。

[2] 津液充郭：水液充满胸腹。

[3] 魄：指属阴的水液。

[4] 孤精于内，气耗于外：水液积聚于内，阳气阻遏于外。

[5] 形不可与衣相保：身体浮肿，使原来的衣服与身形不再合适。

[6] 四极急而动中：四极，即四肢。急，浮肿胀极。动中，谓影响并损及内脏。

[7] 是气拒于内而形施（yì）于外：气机失调于内，水液代谢障碍，外部形体因浮肿而变易。拒，阻遏。施，通"易"，变化，改易。

［8］平治于权衡：调整阴阳，恢复平衡状态。平，通"辨"，辨识、辨别。权衡，春夏秋冬四时之脉。

［9］去菀（yū）陈莝（cuò）：去除瘀血和郁积的水液。

［10］缪刺：刺络法。病在左而刺右，病在右而刺左。

［11］精以时服：阴精得以运行敷布，不致独居于内。服，行也。

［12］五阳已布：五脏阳气得以正常输布。

［13］疏涤五脏：五脏之郁滞得以荡涤。

［14］巨气：人体的正气。

【提要】

本段阐述了五脏阳竭而致水肿的病机、症状特点、治则治法、护理及治疗效果。

【图表解】

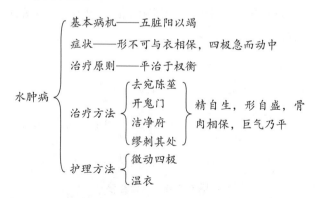

图5-6-10　水肿病的病机、症状治则治法、护理及治疗效果

第六章　诊法

第一节　诊法原理

【原文】

6101 夫脈之小大滑濇浮沉，可以指別；五藏之象，可以類推；五藏相音[1]，可以意識；五色微診，可以目察。能合脈色，可以萬全。

（《素問·五藏生成》）

【校注】

[1] 五脏相（xiàng）音：五脏和五音相对应。

【提要】

本段阐述了中医综合运用切脉、望色、听音等四诊合参的诊病。

【图表解】

```
脉大小滑涩浮沉 ——— 指别  ⎫
  五脏之象 ——— 类推     ⎬ 能合脉色，可以万全
  五脏相音 ——— 意识     ⎪
  五色微诊 ——— 目察     ⎭
```

图 6-1-1　四诊合参

【原文】

6102 夫鹽之味鹹者，其氣令器津泄[1]；弦絕者，其音嘶[2]敗；木敷[3]者，其葉發[4]；病深者，其聲噦[5]。

(《素問·寶命全形論》)

【校注】

[1]令器津泄：(鹹味)使器物中津液外泄。

[2]嘶：声破曰嘶。

[3]敷：《太素》作"陈"。于鬯曰："木陈，谓木久旧也。"

[4]其叶发(fèi)：即叶落。《太素》作"其叶落发"。又云："叶落者，知陈木已蠹。"《新校正》作"其叶落"。于鬯曰："发当读为废……故其叶发者，即其叶落也。"

[5]噦：呃逆。马莳曰："凡此皆物类之日久伤溃使然也，况于人乎？是以病深者，其声噦。按《灵枢·口问》以哕出于胃，正以胃为五脏六腑之大原，胃既受病，哕斯发焉。"

【提要】

说明由外知内的原理。

【图表解】

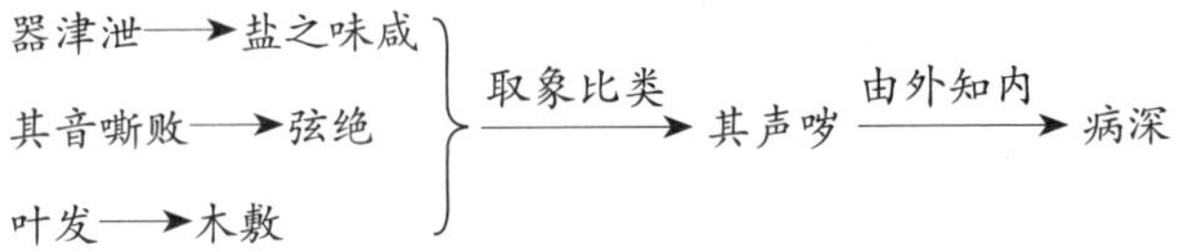

器津泄 —→ 盐之味咸

其音嘶败 —→ 弦绝　　取象比类 —→ 其声哕 —→ 由外知内 —→ 病深

叶发 —→ 木敷

图 6-1-2　由外知内的中医诊断原理

【原文】

6103 观其冥冥[1]者，言形氣榮衛之不形於外，而工獨知之，以日之寒溫，月之虛盛，四時氣之浮沉，參伍相合而調之，工常先見之，然而不形於外，故曰觀於冥冥焉[2]。

（《素問·八正神明論》）

【校注】

[1] 观其冥冥：言行气营卫变化蔽藏于内而外不可见。其，《太素》作"于"。可参。冥冥，隐蔽，幽深。

[2] 故曰观于冥冥焉：张介宾曰："形气营卫不形于外，故曰冥冥。而工独知之者，以知日月四时之变化，则天地阴阳之道尽；知参伍相合之妙用，则人身调治之法尽。若是者，不求其神而神无不在，故见之于冥冥焉。"

【提要】

本段阐述了医生通过参合日月四时诊断疾病的因时制宜中医诊断原理。

【图表解】

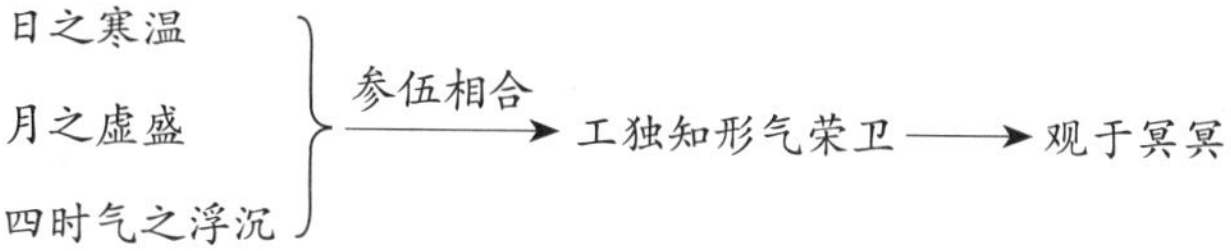

日之寒温 ⎫
月之虚盛 ⎬ 参伍相合 ⟶ 工独知形气荣卫 ⟶ 观于冥冥
四时气之浮沉 ⎭

图 6-1-3 因时制宜的中医诊断原理

【原文】

6104 岐伯曰：日與月焉，水與鏡焉，鼓與響焉。夫日月之明，不失其影，水鏡之察，不失其形，鼓響之應，不後其聲，動搖則應和，盡得其情。

黄帝曰：窘乎哉，昭昭之明不可蔽。其不可蔽，不失陰陽也。合而察之，切而驗之，見而得之，若清水明鏡之不失其形也。五音不彰，五色不明，五藏波蕩，若是則內外相襲，若鼓之應桴，響之應聲，影之似形。故遠者司外揣內[1]，近者司內揣外[2]。

（《靈樞·外揣》）

【校注】

[1] 司外揣內：观察外在症状推测内在病变。
[2] 司內揣外：根据内在病变推测外在症状。

【提要】

此段主要以取象比类的方式阐述了内外相应的道理，说明中医以表知里、"司外揣内"的诊断原理。

【图表解】

司外
揣内
{
日月之明，不失其影
水镜之察，不失其形
鼓响之应，不后其声
}
取象比类 →
五音不彰
五色不明
}
五脏
波荡

图 6-1-4　司外揣内的中医诊断原理

第二节　诊法规范

【原文】

6201 是以聖人持診之道，先後陰陽而持之，奇恒之勢乃六十首[1]，診合微之事[2]，追陰陽之孿[3]，章五中之情[4]，其中之論，取虛實之要，定五度之事[5]，知此乃足以診。

是以切陰不得陽，診消亡。得陽不得陰，守學不湛[6]。知左不知右，知右不知左，知上不知下，知先不知後，故治不久。

知醜知善，知病知不病，知高知下，知坐知起，知行知止，用之有紀，診道乃具，萬世不殆。起所有餘，知所不足[7]。度事上下，脈事因格[8]。

(《素問·方盛衰論》)

【校注】

［1］奇恒之势乃六十首：指上古医经《奇恒势》中所记载的六十首诊法。王冰注："奇恒势六十首，今世不传。"

［2］合微之事：把诊察得来的细微的临床资料综合起来。

［3］追阴阳之变：推究阴阳的变化。追，追求，追寻。

［4］章五中之情：搞清楚五脏的病情。章，彰也，明也。五中，指五脏。

［5］定五度之事：用五度加以判断。五度，指脉度、脏度、肉度、筋度、俞度。

［6］守学不湛：学到的医疗技术不深、不高明。湛，精湛。

［7］起所有余，知所不足：吴崑："病之所起，虽云有余，然亦可以知其虚而受邪也。"起，病之始也；有余，客邪有余；不足，正气不足。

［8］度事上下，脉事因格：指全面忖度病情，推究脉诊原理。格，吴崑："格者，穷至其理也。"

【提要】

这段经文主要论述了诊断须从阴阳、脏腑、虚实等方面综合考虑，全面掌握病情，综合分析。

【图表解】

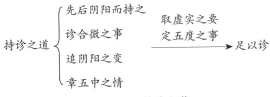

图 6-2-1　持诊之道

【原文】

6202 是以诊有大方，坐起有常，出入有行[1]，以转神明，必清必净，上观下观，司八正邪[2]，别五中部[3]，按脉动静，循尺滑濇，寒温之意，视其大小[4]，合之病能[5]，逆从以得，复知病名，诊可十全，不失人情。故诊之或视息视意，故不失条理，道甚明察[6]，故能长久。不知此道，失经绝理，亡言妄期[7]，此谓失道。

（《素问·方盛衰论》）

【校注】

［1］出入有行：谓举动必须保持医生应有的品德。行，指德行，即品德。

［2］司八正邪：候察八正八风之正邪。八正，指四时八节。邪，是不正之气。

［3］别五中部：辨别侵犯五脏的部位。张介宾曰："候八节八风之正邪，以察其表，审五脏五行之部位，以察其里。"

［4］大小：指大小便。

［5］病能：指病的形态、症状。能，读"态"。

［6］道甚明察：诊断技术很高明，诊察明确。道，技术，技艺。

［7］亡言妄期：诊病不懂医理经旨，而妄下断言。亡，通"妄"。

【提要】

此段经文指出医者在诊病过程中应具备良好的医德、掌握诊病方法，才能综合、全面地分析病情。

【图表解】

诊有大方 ｛ 坐起有常，出入有行，以转神明，必清必净
上观下观，司八正邪，别五中部，视其大小
按脉动静，循尺滑涩，寒温之意
不失人情，逆从以得，复知病名 ｝ 诊可十全

图 6-2-2　诊有大方

【原文】

6203 诊不知陰陽逆從之理，此治之一失矣。受師不卒[1]，妄作雜術[2]，謬言爲道，更名自功[3]，妄用砭石，後遺身咎[4]，此治之二失也。不適[5]貧富貴賤之居，坐之薄厚[6]，形之寒温，不適飲食之宜，不別人之勇怯，不知比類，足以自亂，不足以自明，此治之三失也。診病不問其始，憂患飲食之失節，起居之過度，或傷於毒，不先言此，卒持寸口[7]，何病能中，妄言作名[8]，爲粗所窮[9]，此治

之四失也。

（《素问·徵四失论》）

【校注】

［1］受师不卒：从师学习尚未精通就半途而废。

［2］妄作杂术：盲目施行各种不正规的疗法。

［3］更名自功：乱立病名，夸大自己的功劳。

［4］后遗身咎：给自己造成了错误与过失。咎，灾祸，罪责。

［5］不适：不理解。

［6］坐之薄厚：居处环境的好坏。

［7］卒持寸口：言不明病情，仓促而草率地切脉。

［8］妄言作名：信口胡言，杜撰病名。

［9］为粗所穷：粗枝大叶，后患无穷。

【提要】

该条经文阐述了临证治疗过程中的四种过失。

【图表解】

表 6-2-1　诊之四失

一失	不知阴阳逆从之理
二失	受师不卒，妄作杂术，谬言为道，更名自功，妄用砭石，后遗身咎
三失	不适贫富贵贱之居，坐之薄厚，形之寒温，不适饮食之宜，不别人之勇怯，不知比类，足以自乱，不足以自明
四失	诊病不问其始，忧患饮食之失节，起居之过度，或伤于毒，不先言此，卒持寸口，何病能中，妄言作名，为粗所穷

【原文】

6204 聖人之術，爲萬民式，論裁志意，必有法則，循經守數，按循醫事，爲萬民副，故事有五過四德。

凡未診病者，必問嘗貴後賤[1]，雖不中邪，病從內生，名曰脫營[2]。嘗富後貧，名曰失精[3]。五氣留連，病有所并[4]。醫工診之，不在藏府，不變軀形，診之而疑，不知病名。身體日減，氣虛無精，病深無氣，灑灑然時驚[5]，病深者，以其外耗於衛，內奪於榮。良工所失，不知病情，此亦治之一過也。

凡欲診病者，必問飲食居處，暴樂暴苦，始樂後苦，皆傷精氣[6]，精氣竭絕，形體毀沮[7]。暴怒傷陰，暴喜傷陽[8]，厥氣上行，滿脈去形[9]。愚醫治之，不知補寫，不知病情，精華日脫，邪氣乃并[10]，此治之二過也。

善爲脈者，必以比類奇恒，從容知之[11]，爲工而不知道，此診之不足貴，此治之三過也。

診有三常[12]，必問貴賤，封君敗傷[13]，及欲侯王[14]。故貴脫勢，雖不中邪，精神內傷，身必敗亡。始富後貧，雖不傷邪，皮焦筋屈，痿躄爲攣[15]。醫不能嚴，不能動神，外爲柔弱，亂至失常，病不能移[16]，則醫事不行，此治之四過也。

凡診者必知終始[17]，有知餘緒[18]，切脈問名，當合男女[19]。離絕菀結[20]，憂恐喜怒，五藏空虛，血氣離守，工不能知，何術之語。嘗富大傷[21]，斬筋絕脈，身體復行，令澤不息[22]。故傷敗結，留薄歸陽，膿積寒炅[23]。粗工治之，亟刺陰陽，身體解散，四支轉筋，死日有期[24]。醫不能明，不問所發，唯言死日，亦爲粗工，此治之五過也。

凡此五者，皆受術不通，人事不明也。

（《素問·疏五過論》）

【校注】

[1] 尝贵后贱：曾位居显贵而现已失势。贵贱，指职位的高低。

[2] 脱营：营血消竭之病。

[3] 失精：精气耗损之病。

[4] 五气留连，病有所并：五脏之中邪气留滞不去，病势便有所兼并而日趋深重。

[5] 病深无气，洒洒然时惊：张介宾："及其病深，则真气消索，故曰无气。无气则阳虚，故洒然畏寒也。阳虚则神不足，故心怯而惊也。"

[6] 暴乐暴苦，始乐后苦，皆伤精气：张介宾："乐则喜，喜则气缓；苦则悲，悲则气消，故苦乐失常，皆伤精气。"

[7] 形体毁沮：形体损伤而败坏。

[8] 暴怒伤阴，暴喜伤阳：姚止庵："伤阴者，怒伤肝血也；伤阳者，喜散心气也。"怒则气逆，故伤阴。喜则气缓，故伤阳。

〔9〕去形：气血不充于形体，呈羸败之象。

〔10〕精华日脱，邪气乃并：张介宾："不明虚实，故不知补泻。不察所因，故不知病情。以致阴阳败竭，故精华日脱。阳脱者，邪并于阴；阴脱者，邪并于阳，故曰邪气乃并。"

〔11〕比类奇恒，从容知之：将一般的疾病与异于平常的疾病进行类比，依照一定的标准来了解其病情。奇恒，异于平常；从容，依照标准。

〔12〕三常：贵贱、贫富、苦乐三方面的情况。

〔13〕封君败伤：过去高官显爵，而后降位削职。封君，封国之君，这里指身居高位的人；败伤，谓削官失位，失势败落。

〔14〕及欲侯王：不审度自己的才德而欲求侯王之位。

〔15〕皮焦筋屈，痿躄为挛：吴崑："失其肥甘，五液干涸，故令焦屈挛。"

〔16〕医不能严，不能动神，外为柔弱，乱至失常，病不能移：医生没有严格要求病人，不能说服病人遵从医嘱，而表现得柔弱无能，举止失措，从而导致治疗失败，病变不除。

〔17〕必知终始：必须知晓疾病的开始及经过情况。

〔18〕有知余绪：张介宾："谓察其本，知其末也。"有，通"又"。

[19]切脉问名，当合男女：切脉诊病时必须参合男女的差异。

[20]离绝菀结：张介宾："离者，失其亲爱。绝者，断其所怀，菀，谓思虑抑郁，结，谓深情难解。"

[21]尝富大伤：过去富有的人，一旦破产，精神、形体都受到了巨大的创伤。

[22]斩筋绝脉，身体复行，令泽不息：筋脉消损衰绝，却仍勉强劳作，以致津液不能滋生。

[23]故伤败结，留薄归阳，脓积寒炅：张介宾："故，旧也。言旧之所伤，有所败结，血气留薄不散，则郁而成热，归于阳分，故脓血蓄积，令人寒炅交作也。"阳，谓诸阳脉及六腑也。炅，谓热也。

[24]粗工治之，亟刺阴阳，身体解散，四支转筋，死日有期：王冰："不知寒热为脓积所生，以为常熟之疾，概施其法，数刺阴阳经脉，气夺病甚，故身体解散而不用，四肢废运而转筋，如是故知死日有期。"

【提要】

该条文阐述了医生在诊治病人的过程中易出现的五种过错，要求医生从个人得失、社会关系及精神层面分析，以期全面掌握患者病情。

【图表解】

表 6-2-2　诊之五过

五过	分类	具体表现
一过	不问贵贱 贫富	凡未诊病者，必问尝贵后贱，虽不中邪，病从内生，名曰脱营。尝富后贫，名曰失精
	不审病因 病情	五气留连，病有所并。医工诊之，不在脏腑，不变躯形，诊之而疑，不知病名。身体日减，气虚无精，病深无气，洒洒然时惊，病深者，以其外耗于卫，内夺于荣。良工所失，不知病情
二过	不问饮食 喜怒	凡欲诊病者，必问饮食居处，暴乐暴苦，始乐后苦，皆伤精气，精气竭绝，形体毁沮。暴怒伤阴，暴喜伤阳，厥气上行，满脉去形
	不明虚实 补泻	不知补泻，不知病情，精华日脱，邪气乃并
三过	不知比类、 奇恒、从容	善为脉者，必以比类奇恒，从容知之
	不懂医道	为工而不知道
四过	不掌握三常	诊有三常，必问贵贱，封君败伤，及欲侯王。故贵脱势，虽不中邪，精神内伤，身必败亡。始富后贫，虽不伤邪，皮焦筋屈，痿躄为挛
	不能严以 动神	医不能严，不能动神，外为柔弱，乱至失常，病不能移，则医事不行

续表

五过	分类	具体表现
五过	不了解病因和经过	凡诊者，必知终始，有知余绪，切脉问名，当合男女。离绝菀结，忧恐喜怒，五脏空虚，血气离守，工不能知，何术之语。尝富大伤，斩筋绝脉，身体复行，令泽不息。故伤败结，留薄归阳，脓积寒炅
	妄断后果	粗工治之，亟刺阴阳，身体解散，四支转筋，死日有期。医不能明，不问所发，唯言死日

【原文】

故曰：聖人之治病也，必知天地陰陽，四時經紀，五藏六府，雌雄表裏[1]，刺灸砭石，毒藥所主，從容人事[2]，以明經道[3]，貴賤貧富，各異品理[4]，問年少長，勇怯之理，審於分部，知病本始，八正九候[5]，診必副矣[6]。

（《素問·疏五過論》）

【校注】

[1] 雌雄表里：此指经脉而言，如六阴经为雌，六阳经为雄，阳经行于表，阴经行于里。

[2] 从容人事：依照病人的具体情况。从容，依照的意思。

[3] 经道：医学的一般规则。

[4] 贵贱贫富，各异品理：病人由于贫贱富贵不

同而品德各异。

[5] 八正九候：张志聪："候四时八正之气，明三部九候之理。"八正，指二分（春分、秋分）、二至（夏至、冬至）、四立（立春、立夏、立秋、立冬）八个节气。九候，指切脉上的三部九候。

[6] 诊必副矣：诊断必定符合病情。副，符合。

【提要】

该条文阐述了医生必须具备"四德"。

【图表解】

表 6-2-3　诊病"四德"

诊病"四德"	原理
必知"天地阴阳，四时经纪"	四时阴阳消长变化，地理环境，均会影响人的生理病理，故医生诊病时必须将人体与天地自然界相联系
必知"五脏六腑，雌雄表里，刺灸砭石，毒药所主"	五脏六腑的生理病理特征，性别及表里证的不同在运用刺灸、药物时的特点是医生必须掌握的基本技能
必知"从容从事，以明经道，贵贱贫富，各异品理，问年少长，勇怯之理"	七情对人体的影响是不容忽视的，医生要全面了解患者的社会生活等各方面的情况才能全面掌握基本的病因与病机
必知"审于分部，知病本始，八正九候，诊必副矣"	细致观察患者局部色泽及脉象变化探知疾病的本源，以更好地诊治病患者

第六章

第三节 四诊

【原文】

☆ 6301 黄帝問曰：診法何如？

岐伯曰：診法常以平旦[1]，陰氣未動，陽氣未散[2]，飲食未進，經脈未盛，絡脈調勻，氣血未亂[3]，故乃可診有過之脈[4]。切脈動靜[5]而視精明[6]，察五色，觀五藏有餘不足，六府強弱，形之盛衰，以此參伍[7]，決死生之分[8]。

（《素問·脈要精微論》）

【校注】

[1] 平旦：太阳刚升出地平线之时。

[2] 阴气未动，阳气未散：平旦之时，人刚刚醒寤，尚未进食和劳作，体内阴阳之气未动未散，处于相对平静状态。

[3] 气血未乱：体内气血未受到疾病以外因素的干扰，脏腑经脉气血的盛衰状态能够真实地反映出来。

[4] 有过之脉：异常之脉。

[5] 切脉动静：诊察脉象的变化。

[6] 精明：指眼睛和眼神。

[7] 参伍：错综此验，相参互证。

[8] 决死生之分：通过四诊参伍，判断疾病的预后吉凶。决，分辨，判断。

【提要】

本段以脉诊为例提出了"诊法常以平旦"的诊断原则，但其精神实质是强调诊断疾病时需排除内外因素的干扰。

【图表解】

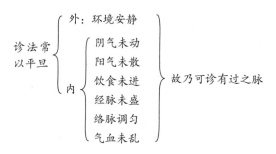

图 6-3-1　诊法常以平旦

【原文】

☆ 6301 夫脈者，血之府[1]也，長則氣治[2]，短則氣病[3]，數則煩心[4]，大則病進[5]，上[6]盛則氣高，下[7]盛則氣脹，代則氣衰[8]，細則氣少[9]，濇則心痛[10]，渾渾革至如涌泉[11]，病進而色弊[12]，綿綿其去如弦絕者死[13]。

（《素問·脈要精微論》）

【校注】

[1] 脉者，血之府：脉为血与气的汇聚之处。

[2]长则气治：脉为长脉，则气机顺畅。长，指长脉，其脉显现部位长，超过本位。气治，指气血平和无病。

[3]短则气病：短，指脉显现部位短，不及本位。气病，指气血不足之病。

[4]数则烦心：脉数为热，热则心烦不安。

[5]大则病进：脉象满指而大，疾病正在发展。大，指大脉，其象满指而大。进，发展。

[6]上：指寸口脉的近腕部。

[7]下：指寸口脉的远腕部。

[8]代则气衰：代指代脉。脉来缓弱而有规则的间歇，主五脏气衰弱。

[9]细则气少：脉细如丝，主诸虚劳损，血气衰少。

[10]涩则心痛：脉往来涩滞，主气滞血瘀，故见心痛之症。

[11]浑浑革至如涌泉：脉来滚滚而急，如泉水急促上涌，盛于指下。浑浑，同"滚滚"，水流盛大貌。革，急也。

[12]病进而色弊：《脉经》《备急千金要方》，色作"危"，"弊"与下句连读。宜从。

[13]绵绵其去如弦绝者死：脉来微微，不时显，为脏气衰竭，生机已尽，故主死。绵绵，指脉细微欲绝之象。

【提要】

本段列举了十一种脉象及其主病，揭示了脉诊在诊断病因病机中的作用。

【图表解】

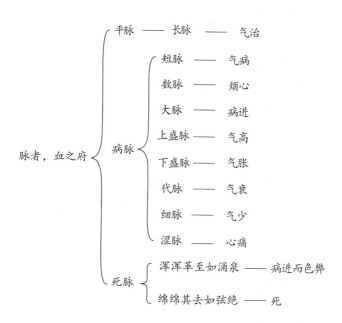

图 6-3-2 平、病、死脉

【原文】

☆6302 夫精明五色者，气之华也[1]。赤欲如白裹朱[2]，不欲如赭[3]；白欲如鹅羽，不欲如盐；青欲如苍璧[4]之泽，不欲如蓝[5]；黄欲如罗裹雄黄[6]，不欲如黄土；黑欲如重漆色，不欲如地蒼[7]。五色精微象見矣，其壽不久[8]也。夫精明者，所以視萬物，別白黑，審短長。以長爲短，以白爲黑，如是則精衰矣。

（《素問·脈要精微論》）

【校注】

[1]精明五色者，气之华也：姚止庵："精明以目言，五色以面言。言目之光彩精明，面之五色各正，乃元气充足，故精华发见于外也。"

[2]白裹朱：其色白里透红。

[3]赭：张介宾："代赭也，色赤而紫。"

[4]苍璧：青色的美玉。

[5]蓝：草名，干后色为靛青。

[6]罗裹雄黄：为黄中透红之色。罗，丝织物的一种。

[7]地苍：土黑色，为晦暗的黑色。

[8]五色精微象见矣，其寿不久：五脏之真脏色外露，败象显现，故预后不良。见，同"现"。

【提要】

本段阐述了望色、察目以诊断五脏精气盛衰的原理。

【图表解】

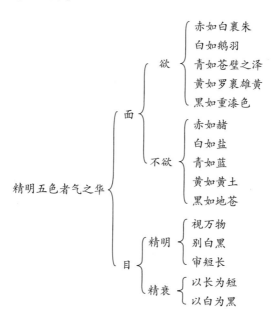

图 6-3-3　五色精明者气之华

【原文】

☆ 6302 五藏者，中之守也[1]。中盛藏满[2]，
氣勝傷恐者[3]，聲如從室中言，是中氣之濕[4]也；
言而微，終日乃復言者，此奪氣也[5]；衣被不斂，
言語善惡，不避親疎者，此神明之亂也[6]；倉廩不
藏[7]者，是門戶不要[8]也；水泉不止[9]者，是膀
胱不藏也。得守[10]者生，失守者死。

（《素問·脈要精微論》）

【校注】

[1]五脏者，中之守也：五脏在体内藏精神，为精与神藏守之处，并各有功能职守。

[2]中盛脏满：中，内脏。盛，邪气炽盛。脏满，内脏之气胀满，即气机壅滞。据后文，"脏"指脾脏。

[3]气胜伤恐者：意指脾功能失调而善伤于恐。恐为肾志，取土克水之义。另说"气胜伤恐者"为衍文。气胜，指上句内脏之气胀满。

[4]中气之湿：脾胃壅滞，水湿不运，湿邪内蕴。中气，指脾胃。

[5]言而微，终日乃复言者，此夺气也：语声低微，气不接续，很长时间才能说下一句话，是气被劫夺所致。

[6]衣被不敛，言语善恶，不避亲疏者，此神明之乱也：吴崑："衣被不敛，去其衣被，无有羞恶也。言语善恶，不避亲疏，虽亲亦骂詈也，此神明内乱者所为。"被，同"帔"，下裳，裙。

[7]仓廪不藏：指泄泻、大便失禁等。仓廪，比喻肠胃。

[8]门户不要：门户，指幽门、阑门、魄门等。要，约束。

[9]水泉不止：遗尿、小便失禁。水泉，此喻小便。

[10]得守：五脏能够藏守精与神，发挥正常的功

能，即忠于职守。

【提要】

本段阐释了通过望闻问，诊断五脏失守的原理。

【图表解】

$$
五脏者中之守
\begin{cases}
中盛脏满，声如从室中言 \rightarrow 脾失守（中焦湿盛） \\
言而微，终日乃复言者 \rightarrow 肺失守（中气劫夺） \\
衣被不敛，言语善恶， \\
\quad 不避亲疏者 \rightarrow 心失守（神明错乱） \\
仓廪不藏，门户不要 \rightarrow 脾肾失守（肠胃失调） \\
水泉不止，膀胱不藏 \rightarrow 肾失守（封藏失司）
\end{cases}
\bigg\} 得守者生，失守者死
$$

图 6-3-4　五脏失守的原理

【原文】

☆6302 夫五藏者，身之强[1]也。头者精明之府[2]，头倾视深[3]，精神将夺矣；背者胸中之府[4]，背曲肩随，府将坏矣[5]；腰者肾之府，转摇不能，肾将惫[6]矣；膝者筋之府，屈伸不能，行则偻附[7]，筋将惫矣；骨者髓之府，不能久立，行则振掉[8]，骨将惫矣。得强则生，失强则死[9]。

（《素问·脉要精微論》）

【校注】

[1]五脏者，身之强：五脏是人体强健的根本。

[2]头者精明之府：头是精气神气会聚之处。府，会聚的地方。

[3]头倾视深：头倾，指头低垂不能抬举；视，

用作名词，指眼睛。视深，指目陷无光。

[4] 胸中之府：指居于胸中之脏。

[5] 背曲肩随，府将坏矣：背弯曲不能直，肩随而垂不能举，是脏气精微不能营于肩背，心肺失强之象。随，《说文》："随，从也。"

[6] 惫：音义同"败"，坏也。

[7] 偻附：偻，曲也，指背脊弯曲。附，行动不便，必依附于他物而行。

[8] 振掉：震颤摇摆。

[9] 得强则生，失强则死：五脏精气旺盛，则身体强健，谓之"得强"，故生。若五脏精气衰败，则身体败坏，谓之"失强"，故死。

【提要】

本段阐明了通过望五府诊断五脏精气盛衰的原理。

【图表解】

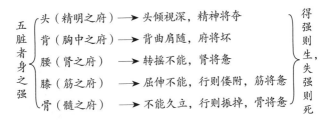

图 6-3-5　望五府诊断五脏精气

【原文】

6303 帝曰：脉其四时动奈何？知病之所在奈

何？知病之所變奈何？知病乍在內奈何？知病乍在外奈何？請問此五者，可得聞乎？

岐伯曰：請言其與天運轉大也。萬物之外，六合[1]之內，天地之變，陰陽之應，彼[2]春之暖，爲[3]夏之暑，彼秋之忿[4]，爲冬之怒[5]，四變之動，脈與之上下[6]，以春應中[7]規[8]，夏應中矩[8]，秋應中衡[8]，冬應中權[8]。是故冬至四十五日，陽氣微上，陰氣微下[9]；夏至四十五日，陰氣微上，陽氣微下[10]。陰陽有時，與脈爲期[11]。期而相失，知脈所分，分之有期[12]，故知死時。微妙在脈，不可不察，察之有紀[13]，從陰陽始，始之有經[14]，從五行生，生之有度[15]，四時爲宜，補寫勿失，與天地如一，得一之情[16]，以知死生。是故聲合五音，色合五行，脈合陰陽[17]。

（《素問·脈要精微論》）

【校注】

[1] 六合：上、下、东、南、西、北六个方位之间。

[2] 彼：《说文》："彼，往有所加也。"

[3] 为：变成，成为。

[4] 忿：指秋气肃杀劲急之势。

[5] 怒：指冬寒凉冽，北风怒号之势。

[6] 四变之动，脉与之上下：春夏秋冬四季气候的运动变化，脉象也随之发生相应变化。上下，指脉

象的波动。

[7] 中：合也。

[8] 规、矩、权、衡：指春夏冬秋四时正常脉象。

[9] 冬至四十五日，阳气微上，阴气微下：冬至四十五日后为立春，此后阳气渐长，阴气渐消。

[10] 夏至四十五日，阴气微上，阳气微下：夏至四十五日后为立秋，此后阴气渐长，阳气渐消。

[11] 期：《说文》："期，会也。"段玉裁注："会者，合也。期者，邀约之意，所以为会合也。"

[12] 分之有期：判断脉象变化有一定的尺度、标准。期，度也。

[13] 纪：纲领、要领。

[14] 经：法则、义理。

[15] 度：计算长短的标准和器具，引申为标准。

[16] 得一之情：掌握了人与天地如一之理。

[17] 声合五音，色合五行，脉合阴阳：张介宾："声合宫商角徵羽，色合金木水火土，脉合四时阴阳。虽三者若乎有分，而理则一次。"

【提要】

本段阐述了人体脉象与四时阴阳相应，因此通过诊脉可知人体之气与四时阴阳相应的状况。

【图表解】

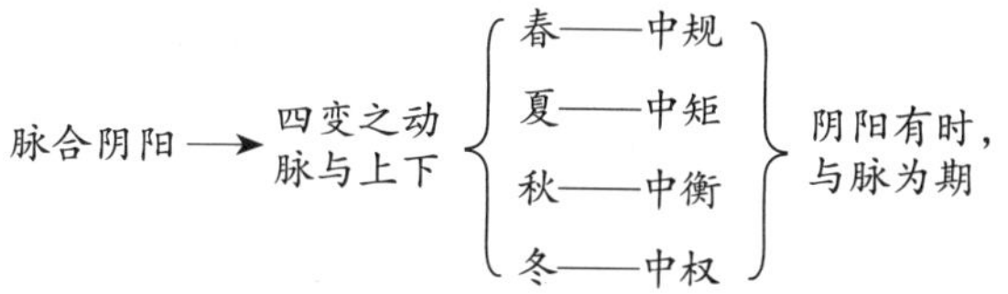

图 6-3-6 脉合四时阴阳

【原文】

6304 是知陰盛則夢涉大水恐懼，陽盛則夢大火
燔灼，陰陽俱盛則夢相殺毀傷；上盛則夢飛，下盛
則夢墮；甚飽則夢予，甚饑則夢取；肝氣盛則夢怒，
肺氣盛則夢哭；短蟲[1]多則夢聚眾，長蟲[2]多則
夢相擊毀傷。

（《素問·脈要精微論》）

【校注】

[1] 短虫：指蛲虫等肠内短体寄生虫。

[2] 长虫：指蛔虫等肠内长体寄生虫。

【提要】

本段阐述了通过询问人之梦境以诊断脏腑气血盛
衰病机的诊断原理。

第六章

【图表解】

表 6-3-1　梦境对应病机

梦境	病机
涉大水恐惧	阴盛
大火燔灼	阳盛
相杀毁伤	阴阳俱盛
飞	上盛
堕	下盛
予	甚饱
取	甚饥
怒	肝气盛
哭	肺气盛
聚众	短虫多
相击毁伤	长虫多

【原文】

6304 是故持脉有道[1]，虚静爲保[2]。春日浮，如鱼之遊在波[3]；夏日在膚，泛泛乎萬物有餘[4]；秋日下膚，蟄蟲將去[5]；冬日在骨，蟄蟲周密，君子居室[6]。故曰：知內者按而紀之[7]，知外者終而始之[8]。此六者[9]，持脉之大法。

（《素問·脈要精微論》）

【校注】

[1] 持脉有道：诊脉有法则。

[2] 虚静为保：言诊脉清虚宁静至为重要。保，通"宝"。

[3] 春日浮，如鱼之游在波：春季之脉虽浮动而未全出，故如鱼之游在水波之中。

[4] 夏日在肤，泛泛乎万物有余：形容夏季的脉象浮于肤表，盈满指下而洪大，如万物之有余。泛泛乎，众盛貌。

[5] 秋日下肤，蛰虫将去：下肤，指脉象由浮趋沉，在皮肤之下。蛰虫，指藏伏土中越冬的昆虫。

[6] 冬日在骨，蛰虫周密，君子居室：形容冬日阳气内藏，脉沉在骨，如蛰虫封闭，君子居室不出。周，《太素》作"固"。

[7] 知内者按而纪之：要了解内脏的变化情况，可通过切脉进行诊察，找出头绪。内，指内脏。纪，丝缕的头绪。

[8] 知外者终而始之：言要了解经脉的变化情况，可据经脉自始至终的循行，终而复始的周期性变化进行诊察。外，指经脉。

[9] 六者：有三说。一谓春夏秋冬内外六种脉法。二谓内外按纪终始六种诊脉之法。三谓诊法常以平旦、四诊合参、脉应四时、虚静为保、脉合阴阳，知内知外六种持脉大法。三说皆通，各据其理，可以互参。

【提要】

本段阐述了医生诊脉时要做到"虚静"的要求，并论述了春夏秋冬四时脉象的特点。

【图表解】

$$\left.\begin{array}{l}\text{持脉有道}\\\text{虚静为保}\end{array}\right\{\begin{array}{l}\text{春日浮，如鱼之游在波}\\\text{夏日在肤，泛泛乎万物有余}\\\text{秋日下肤，蛰虫将去}\\\text{冬日在骨，蛰虫周密，君子居室}\end{array}$$

图 6-3-7　四时脉象

【原文】

6305 雷公問於黄帝曰：五色獨決於明堂[1]乎？小子[2]未知其所謂也。

黄帝曰：明堂者，鼻也；闕[3]者，眉間也；庭[4]者，顔[5]也；蕃[6]者，頰側也；蔽[7]者，耳門也。其間欲方大[8]，去之十步，皆見於外[9]，如是者壽，必中[10]百歲。

雷公曰：五官之辨[11]奈何？

黄帝曰：明堂骨高以起，平以直[12]，五藏次於中央[13]，六府挾其兩側[14]，首面上於闕庭[15]，王宮[16]在於下極[17]，五藏安於胸中，真色以致[18]，病色不見，明堂潤澤以清[19]。五官惡[20]得無辨乎？

雷公曰：其不辨者[21]，可得聞乎？

黄帝曰：五色之見也，各出其色部。部骨陷

者[22]，必不免於病矣。其色部乘襲者[23]，雖病甚，不死矣。

（《靈樞·五色》）

【校注】

[1] 明堂：古时帝王宣明政教的地方，此指鼻。

[2] 小子：雷公的自谦之辞。

[3] 阙：宫门外两侧的楼台，中间有道路，此指两眉之间。

[4] 庭：堂阶前的地坪，此指前额部。

[5] 颜：指额部，又称为天庭。

[6] 蕃：通"藩"，院落四周的篱笆，此指两侧的脸颊。

[7] 蔽：屏障，此指两耳。

[8] 方大：端正舒朗。方，端正，方正。大，指五官舒朗，不拘促。

[9] 去之十步，皆见于外：在十步之外看，都能看得明朗清楚。

[10] 中：满也，意指能尽其天赋寿命。

[11] 五官：此指面部。

[12] 明堂骨高以起，平以直：鼻骨高而隆起，平正而端直。

[13] 五脏次于中央：五脏的色诊部位在面部的中央。五脏，指五脏相应的色诊部位。中央，指从两眉间至鼻端，位在面部中央。

[14] 六腑挟其两侧：指六腑的色部挟附于鼻的两旁。

[15] 首面上于阙庭：头面部各组织器官的情况向上反映于两眉之间和前额。首面，指头面部的组织器官，为内在的脏。阙庭，指两眉之间和前额，为首面的色诊部位，为外在的象。

[16] 王宫：心为五脏之主，称为"君主之官"，所以对心所属的部位，称为"王宫"。

[17] 下极：即两目之间。张介宾："下极居两目之中，心之部也，心为君主，故曰王宫。"

[18] 真色以致：正色显现于面部。为脏腑和调，精气充盈的表现。真色，正色，与下之"病色"对文。致，引来，指精气上充而外显。

[19] 清：清纯，洁净。

[20] 恶：怎么，表示反问。

[21] 其不辨者：指那些不易察辨的病色。

[22] 部骨陷者：某脏或某腑色诊部位的病色深重，似已陷入骨中。部，是指五脏所分布在面部的各个部位。骨陷，指该部所出现的病色，有深陷入骨的征象。

[23] 乘袭：此指母子相乘，即母之部见子之色。

【提要】

此段主要阐述了望明堂五色以诊断对应脏腑气血的原理。

【图表解】

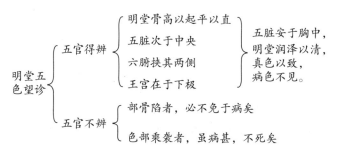

图 6-3-8　明堂五色望诊

【原文】

6306 庭者，首面也；阙上者，咽喉也；阙中者，肺也；下极者，心也；直下[1]者，肝也；肝左[2]者，胆也；下者，脾也[3]；方上[4]者，胃也；中央[5]者，大肠也；挟大肠者[6]，肾也；当肾者，脐也[7]；面王[8]以上者，小肠也；面王以下者，膀胱子处[9]也；颧者，肩也；颧后者，臂也；臂下者，手也；目内眦上者，膺乳也；挟绳而上[10]者，背也；循牙车[11]以下者，股也；中央[12]者，膝也；膝以下者，胫也；当胫以下者，足也；巨分[13]者，股里也；巨屈[14]者，膝膑也。此五藏六府肢节之部也，各有部分[15]。

（《灵枢·五色》）

【校注】

[1] 直下：指下极之下，即鼻柱部位。

〔2〕肝左：指肝部的两侧。左，附近。

〔3〕下者，脾也：指肝之下为脾的色部。亦即准头部位。

〔4〕方上：指鼻准头两侧。

〔5〕中央：指两侧面颊中央。

〔6〕挟大肠者：指面颊中央的侧旁，即颊侧。大肠，指大肠在面部的色诊部位，即上文所称的"中央"。挟，夹于两旁。

〔7〕当肾者，脐也：肾脏所属颊部的下方，主脐部的病。当，对着。

〔8〕面王：指鼻端。

〔9〕子处：指生殖系统。

〔10〕挟绳而上：指在颊部的稍外方，靠近耳边，蕃的部位以下的地方。绳，指耳边部位。

〔11〕牙车：即牙床，颊车穴部位。

〔12〕中央：张介宾："中央，两牙车之中央也。"

〔13〕巨分：指唇边大纹处。张介宾："巨分者，口旁大纹处。"

〔14〕巨屈：指颊下曲骨处。张介宾："巨屈，颊下曲骨也。"

〔15〕各有部分：指人体脏腑肢节在面部各有其分布的部位。

【提要】

此段主要阐述了明堂各部位与人体各脏腑肢节的

对应关系，从而为望明堂五色判断脏腑肢节病变提供了依据。

【原文】

☆ 6307 沉濁爲內^[1]，浮澤爲外^[2]，黃赤爲風^[3]，青黑爲痛，白爲寒，黃而膏潤爲膿^[4]，赤甚者爲血，痛甚爲攣，寒甚爲皮不仁^[5]。五色各見其部，察其浮沉，以知淺深；察其澤夭，以觀成敗^[6]；察其散摶^[7]，以知遠近^[9]；視色上下，以知病處；積神於心，以知往今。

（《靈樞·五色》）

【校注】

[1] 沉浊为内：面色沉浊晦暗主病在脏、在里。

[2] 浮泽为外：面色浮浅有光泽主病在腑、在表。

[3] 风：《难经本义》卷下引作"热"。

[4] 黄而膏润为脓：指肤色黄如脂膏润泽的是脓已成。

[5] 痛甚为挛，寒甚为皮不仁：面色青黑主痛证，而青黑过重主拘挛；面色白主寒证，而白色过甚主皮肤不知痛痒。

[6] 成败：指疾病的预后好坏、吉凶。

[7] 散摶：指病色的疏散或凝聚。摶，同"团"，与散相对，此指病色凝聚。

[8] 远近：指病程的久远与短暂。

[9] 上下：指病色出现的部位。

【提要】

本条文阐述了观面部五色部位色泽的浮沉、泽夭、散抟、上下等变化，可测知部位对应脏腑病变的浅深轻重与预后吉凶。

【图表解】

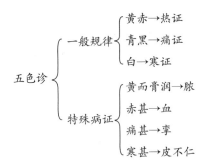

图 6-3-9　明堂五色诊病性

明堂五色望诊要点 {
察其浮沉，以知浅深
察其泽夭，以观成败
察其散抟，以知远近
} 视色上下，以知病处

图 6-3-10　明堂五色望诊要领

【原文】

6308 黄帝曰：顺之奈何？

岐伯曰：入國問俗[1]，入家問諱[2]，上堂問禮[3]，臨病人問所便[4]。

黄帝曰：便病人奈何？

岐伯曰：夫中熱消癉，則便寒[5]；寒中之屬，則便熱。胃中熱則消穀，令人懸心[6]善饑。臍以上皮熱，腸中熱，則出黃如糜[7]。臍以下皮寒[8]，胃中寒，則腹脹；腸中寒，則腸鳴飧泄[9]。胃中寒，腸中熱，則脹而且泄；胃中熱，腸中寒，則疾饑[10]，小腹痛脹。

黃帝曰：胃欲寒飲[11]，腸欲熱飲，兩者相逆，便之奈何？且夫王公大人，血食之君，驕恣從欲輕人，而無能禁之，禁之則逆其志，順之則加其病，便之奈何？治之何先？

岐伯曰：人之情，莫不惡死而樂生，告之以其敗，語之以其善[12]，導之以其所便，開之以其所苦，雖有無道之人[13]，惡有不聽者乎？

（《靈樞·師傳》）

【校注】

[1] 入国问俗：到一个地方必须了解当地的风俗习惯。

[2] 入家问讳：到别人家里去首先要了解别人家有何忌讳。讳，避忌、隐讳的事物。

[3] 上堂问礼：上人堂之前应首先了解其礼节仪式。

[4] 临病人问所便：杨上善："便，宜也。谓问病寒热等病，量其所宜，随顺调之，故问所便者也。"便，宜也，可理解为病人的喜爱、相宜。

[5]中热消瘅，则便寒：指中焦热盛，胃火旺盛。消瘅，即消渴病，以多饮、多食、多尿、消瘦等为主症。便寒，适宜于寒凉的饮食药味。

[6]悬心：谓胃脘部有空虚的感觉。

[7]出黄如糜：谓病人排出黄色糜烂的粪便。出黄，指排出黄色的粪便。

[8]脐以下皮寒：肠居脐下，肠中有热则脐下必热。寒，疑为"热"之误。

[9]飧泄：大便清稀，并有未消化的食物残渣。

[10]疾饥：指饿得较快，仍属消谷善饥之意。疾，速也。

[11]饥：《甲乙经》《太素》作"饮"。可从。

[12]告之以其败，语之以其善：谓将不遵守医嘱的危害和遵守医嘱的好处都告诉给病人。

[13]无道之人：指胡作非为，不按常规办事的人。

【提要】

此段主要以胃肠寒热为例阐述了医生面临患者时可以通过询问其喜恶来判断其疾病病性和病位的问诊方法。

【图表解】

临病人
问所便
- 便寒：中热消瘅
- 便热：寒中
- 消谷，悬心善饥，脐以上皮热：胃中热
- 出黄如糜，脐以下皮寒：肠中热
- 腹胀：胃中寒
- 肠鸣飧泄：肠中寒
- 胀且泄：胃中寒，肠中热
- 疾饥，小腹痛胀：胃中热，肠中寒

图 6-3-11 临诊问所便

【原文】

6309 帝曰：何謂三部？

岐伯曰：有下部，有中部，有上部，部各有三候，三候者，有天有地有人也，必指而導之，乃以爲真。上部天，兩額之動脈；上部地，兩頰之動脈；上部人，耳前之動脈。中部天，手太陰也；中部地，手陽明也；中部人，手少陰也。下部天，足厥陰也；下部地，足少陰也；下部人，足太陰也。故下部之天以候肝，地以候腎，人以候脾胃之氣。

帝曰：中部之候奈何？

岐伯曰：亦有天，亦有地，亦有人。天以候肺，地以候胸中之氣，人以候心。

帝曰：上部以何候之？

岐伯曰：亦有天，亦有地，亦有人。天以候頭

第六章

角之氣，地以候口齒之氣，人以候耳目之氣。

(《素問·三部九候論》)

【提要】

本段主要阐述了三部九候脉诊法。

【图表解】

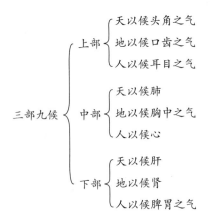

图6-3-12 三部九候脉法

【原文】

6310黄帝曰：寸口主中，人迎主外，兩者相應，俱往俱來，若引繩大小齊等，春夏人迎微大，秋冬寸口微大，如是者，名曰平人。

(《靈樞·禁服》)

【提要】

此段主要论述了寸口人迎脉法判断平人的原理。

【图表解】

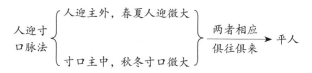

图 6-3-13　寸口人迎脉法判断平人

【原文】

6311 帝曰：氣口[1]何以獨爲五藏主？

岐伯曰：胃者，水穀之海，六府之大源也。五味入口，藏於胃，以養五藏氣，氣口亦太陰也[2]。是以五藏六府之氣味，皆出於胃，變見於氣口[3]，故五氣入鼻，藏於心肺，心肺有病，而鼻爲之不利也。凡治病必察其下，適其脈，觀其志意，與其病也。拘於鬼神者，不可與言至德。惡於針石者，不可與言至巧。病不許治者，病必不治，治之無功矣。

（《素問·五藏別論》）

【校注】

[1] 气口：张介宾："气口之义，其名有三，手太阴，肺经之脉，肺主诸气，气之盛衰见于此，故曰气口；肺朝百脉，脉之大会聚于此，故曰脉口；脉出太渊，其长一寸九分，故曰寸口，是名虽三，而实则一而。"

[2] 气口亦太阴也：这里的"太阴"是指足太阴脾经。张介宾："气口属肺，手太阴也；布行胃气，则

在于脾,足太阴也。"气口是肺经循行的部位,肺经的经穴和脉会都分布于此,最能反映肺的气血情况;同时脾胃化生的精微物质由肺进行输布,因此气口也能反映脾胃气血及其运化的状态,因此谓之"气口亦太阴"。

[3] 皆出于胃,变见于气口:杨上善曰:"胃为水谷之海,六腑之长,出五味以养五藏。血气卫气行手太阴脉至于气口,五藏六府善恶,皆是胃气所将而来,会于手太阴,见于气口,故曰变见也。"见,通"现"。

【提要】

此段主要论述了从气口脉可以诊断主五脏病情的原理,即气口是五脏气血经过胃气的滋养之后所经过之处。

【图表解】

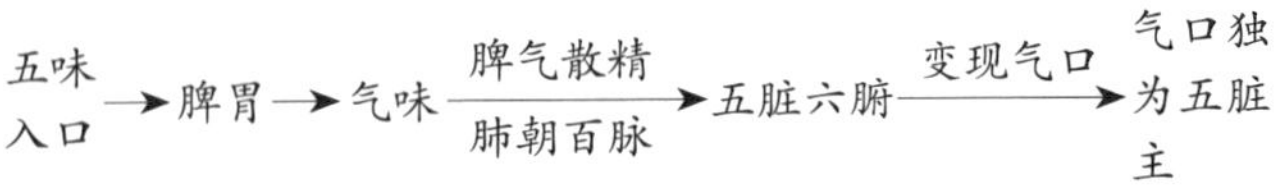

图 6-3-14 从气口诊断五脏病情的原理

【原文】

☆ 6312 黄帝问曰:平人何如?

岐伯对曰:人一呼脉再动,一吸脉亦再动,呼吸定息[1]脉五动,閏以太息[2],命曰平人。平人者,不病也。常以不病调病人[3],医不病,故为病人平息以调之为法[4]。

(《素问·平人气象论》)

【校注】

[1] 呼吸定息：指两次呼吸之间的间歇。

[2] 闰以太息：一次较长的呼吸中脉增加了一次搏动。太息，长呼吸。

[3] 常以不病调病人：以健康之人的呼吸来诊断病人的脉象。调，计算，测度。不病，即健康人。

[4] 平息以调之为法：医生在呼吸均匀平稳时测算病人的脉搏跳动是诊脉的基本法则。平息，调摄呼吸使之平静调匀。调之，衡量病人的脉息至数。

【提要】

此段经文阐述了平人脉象的特点和掌握平息调脉法的方法及临床意义。

【图表解】

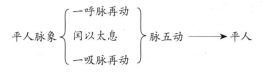

图 6-3-15　平人脉象

【原文】

☆ 6312 人一呼脉一动，一吸脉一动，曰少气[1]。人一呼脉三动，一吸脉三动而躁，尺热曰病温，尺[2]不热脉滑曰病风，脉涩曰痹。人一呼脉四动以上曰死[3]，脉绝不至曰死[4]，乍疏乍数[5]曰死。

（《素问·平人气象论》）

【校注】

［1］少气：正气虚衰。

［2］尺：指尺肤。

［3］人一呼脉四动以上曰死：一呼四动以上，是常人之倍。主阳极阴竭，精气衰败，难免死亡。《难经》称此脉为"夺精"。

［4］脉绝不至曰死：脉气渐绝，是五脏精气竭绝，神气乃去，故曰死。

［5］乍疏乍数：指脉搏跳动忽快忽慢，为阴阳败乱无主，后天化源已绝，故为死脉。

【提要】

此段经文主要从至数上阐述了病脉、死脉，以及尺脉合参的诊断方法。

【图表解】

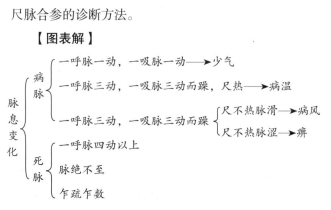

图 6-3-16　从脉至数诊断病脉、死脉

【原文】

☆6312 平人之常氣稟於胃，胃者平人之常氣

也^[1]。人無胃氣曰逆，逆者死。

春胃微弦曰平^[2]，弦多胃少曰肝病^[3]，但弦無胃曰死^[4]，胃而有毛曰秋病^[5]，毛甚曰今病^[6]。藏眞散於肝，肝藏筋膜之氣也。夏胃微鉤^[7]曰平，鉤多胃少曰心病，但鉤無胃曰死，胃而有石曰冬病，石甚曰今病。藏眞通於心^[8]，心藏血脈之氣也。長夏胃微奧弱^[9]曰平，弱多胃少曰脾病，但代^[10]無胃曰死，奧弱有石曰冬病，弱甚曰今病，藏眞濡於脾，脾藏肌肉之氣也。秋胃微毛^[11]曰平，毛多胃少曰肺病，但毛無胃曰死，毛而有弦曰春病，弦甚曰今病。藏眞高於肺，以行營衛陰陽也。冬胃微石^[12]曰平，石多胃少曰腎病，但石無胃曰死，石而有鉤曰夏病，鉤甚曰今病。藏眞下於腎，腎藏骨髓之氣也。

（《素問·平人氣象論》）

【校注】

[1] 胃者平人之常气：谓脉有胃气的表现。即脉来流畅，从容和缓，节律均匀。

[2] 春胃微弦曰平：春季的正常脉象是有胃气而略带弦脉之象。弦脉，为春时肝主脉象。吴崑注："弦，脉引而长，若琴弦也。胃，冲和之名。春脉宜弦，必于冲和之中微带弦，是曰平调之脉。"

[3] 弦多胃少曰肝病：春季脉象弦急而少从容和缓之象，为胃气衰少，肝气偏盛，故曰肝病。张介宾

注："弦多者，过于弦也；胃少者，少和缓也。是肝邪之盛，胃气之衰，故曰肝病。"

[4]但弦无胃曰死：春季脉象只见弦急而毫无从容和缓之象，为胃气已绝，肝之真脏脉现，故预后不良。张介宾注："但有弦急而无冲和之气者，是春季胃气已绝，而肝之真藏见也，故曰死。"

[5]胃而有毛曰秋病：春季脉象虽来柔和，但出现了秋季毛脉，预示秋季将会发病。张介宾注："毛为秋脉属金，春时得之，是为贼邪，以胃气尚存，故至秋而后病。"

[6]毛甚曰今病：春季不仅出现毛脉，而且特别明显，提示即刻就会发病。王冰注："木受金邪，故今病。"吴崑注："若脉来毛甚，则无胃气，肝木受伤已深，不必至秋，今即病矣。"

[7]钩：钩脉，即洪脉，浮盛隆起，前曲后倨，为夏时心主脉象。吴崑注："钩，前曲后倨，如带钩状也。"张琦注："钩，即洪也，浮盛隆起，中虚而圆滑，故曰钩。"

[8]脏真通于心：夏时心火主气，故五脏真气通于心。

[9]耎弱：此非指虚弱，乃指柔和而不劲急的脉象，为长夏脾主脉象。吴崑注："耎弱，脾之脉也。长夏属土，脉宜耎弱，必于冲和胃气之中微带耎弱，谓之平调之脉"。耎，同"软"。

〔10〕代：脉来极为软弱。

〔11〕毛：毛脉，脉来轻浮微涩，如循羽毛，为秋季肺主脉象。吴崑注："毛，脉来浮涩，类羽毛也。秋脉宜毛，必于冲和胃气之中，脉来微毛，是曰平调之脉。"

〔12〕石：石脉，脉沉有力，如石沉水，为冬时肾主脉象。吴崑注："石，脉来沉实也。冬脉宜石，必于冲和胃气之中，脉来微石，是曰平调之脉。"

【提要】

本段阐述了脉以胃气为本的原理，以及四时五脏的平脉、病脉和死脉的脉象特点。

【图表解】

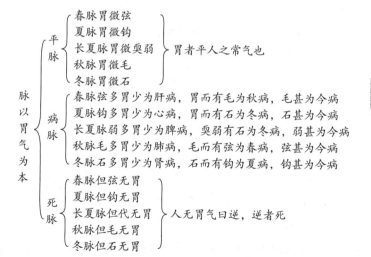

图 6-3-17　脉以胃气为本

【原文】

☆ 6312 胃之大络，名曰虚里[1]，贯鬲络肺，出於左乳下，其動應衣[2]，脈宗氣也。盛喘數絕者，則病在中[3]；結而横，有積矣；絕不至，曰死[4]。乳之下，其動應衣，宗氣泄也[5]。

（《素問·平人氣象論》）

【校注】

[1] 虚里：穴位名，位于左乳下心尖搏动之处。人以胃气为本，宗气以胃气为源，故虚里是宗气汇积之处，为十二经脉气之所宗，虚里的搏动情况直接反映胃气和气血源流的变化。

[2] 其动应衣：《甲乙经》衣，作"手"，宜从，方与后文之"其动应衣"显示出程度的不同。

[3] 盛喘数绝者，则病在中：指心尖搏动急速并且频有间歇，反映胸中之心肺有疾。

[4] 结而横，有积矣；绝不至，曰死：指脉来迟中一止，横格于指下，表明气机阻滞，故有积聚之患。绝不至，即虚里搏动中断，绝而不复，乃宗气衰竭，故死。

[5] 乳之下，其动应衣，宗气泄也：虚里搏动，外应于衣，是宗气外泄所致。

【提要】

本段阐述了虚里诊的诊察内容和临床意义。

【图表解】

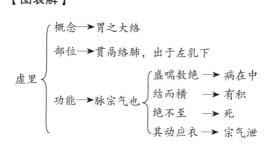

图 6-3-18　虚里诊法

【原文】

6313 脈從陰陽，病易已；脈逆陰陽，病難已。脈得四時之順，曰病無他；脈反四時及不間藏[1]，曰難已。

（《素問·平人氣象論》）

【校注】

[1] 不间脏：为传其所克之脏。

【提要】

本段阐述了脉之逆从的意义及其与疾病预后的关系。

【图表解】

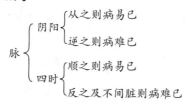

图 6-3-19　脉之逆顺

【原文】

6314 夫平心脈來，累累如連珠，如循琅玕[1]，曰心平，夏以胃氣爲本[2]。病心脈來，喘喘連屬，其中微曲[3]，曰心病。死心脈來，前曲後居，如操帶鉤[4]，曰心死。

平肺脈來，厭厭聶聶，如落榆莢[5]，曰肺平，秋以胃氣爲本。病肺脈來，不上不下，如循雞羽[6]，曰肺病。死肺脈來，如物之浮，如風吹毛[7]，曰肺死。

平肝脈來，耎弱招招，如揭長竿末梢[8]，曰肝平，春以胃氣爲本。病肝脈來，盈實而滑，如循長竿[9]，曰肝病。死肝脈來，急益勁，如新張弓弦[10]，曰肝死。

平脾脈來，和柔相離，如雞踐地[11]，曰脾平。長夏以胃氣爲本。病脾脈來，實而盈數，如雞舉足[12]，曰脾病。死脾脈來，銳堅如鳥之喙，如鳥之距，如屋之漏，如水之流[13]，曰脾死。

平腎脈來，喘喘累累如鉤[14]，按之而堅，曰腎平，冬以胃氣爲本。病腎脈來，如引葛[15]，按之益堅，曰腎病。死腎脈來，發如奪索，辟辟如彈石[16]，曰腎死。

（《素問·平人氣象論》）

【校注】

[1] 如循琅玕：形容脈来如玉石之圓潤而柔滑。

琅玕，玉之似珠者。张介宾曰："脉来中手如连珠，如琅玕者，言其盛满滑利，即微钩之义也，是谓心之平脉。"

［2］夏以胃气为本：谓心脉旺于夏，然须有冲和之胃气，不得太过。

［3］喘喘连属，其中微曲：形容脉来急促相连，数至之中有一至似低陷而不应指。喘喘，连动的意思。吴崑曰："喘喘连属，言脉来如喘人之息，急促之状也。其中微曲，则不能如循琅玕之滑利矣。是失冲和之气，为心病也。"

［4］前曲后居，如操带钩：吴崑曰："脉之前至者，曲而不伸，后至者倨而不动，是洪大而不滑利状，如指下操持带革之钩，无复冲和胃气，是心死也。"又，张介宾曰："前曲者，谓轻取则坚强不柔；后居者，谓重取则牢实而不动。"

［5］平肺脉来，厌厌聂聂，如落榆荚：形容脉来轻虚而浮的形象。吴崑曰："翩翩之状，浮薄而流利也。肺主秋，脉来亦以冲和胃气为本，不得过于浮毛也。"张介宾曰："如落榆荚，轻浮和缓貌，即微毛之义也。是为肺之平脉。"

［6］不上不下，如循鸡羽：张志聪曰："不上不下，往来涩滞也。如循鸡羽，较之榆荚，更属轻虚。"

［7］如物之浮，如风吹毛：张介宾曰："如物之浮，空虚无根也。如风吹毛，散乱无绪也。"

[8] 耎弱招招，如揭长竿末梢：形容脉来如举长杆末梢，柔软而长的意思。张介宾曰："揭，高举也。高揭长竿，梢心柔耎，即和缓弦长之义。是为肝之平脉。"

[9] 盈实而滑，如循长竿：形容脉来充实硬满而滑利。马莳曰："盈实而滑，似有坚意，而长竿非循末梢，则弦而不和。"

[10] 死肝脉来，急益劲，如新张弓弦：张介宾曰："劲，强急也。如新张弓弦，弦之甚也。亦但弦无胃之义，故曰肝死。"

[11] 和柔相离，如鸡践地：形容脉和缓从容而稳当，脉律分明。和柔，雍容和缓。相离，节律分明。

[12] 实而盈数，如鸡举足：张介宾曰："实而盈数，强急不和也。如鸡举足，轻疾不缓也。"

[13] 锐坚如乌之喙，如鸟之距，如屋之漏，如水之流：王冰曰："乌喙鸟距，言锐坚也。水流屋漏，言其至也。"张介宾曰："如屋之漏，点滴无伦也。如水之流，去而不返也。是皆脾气绝而怪脉见，亦但代无胃之义，故曰脾死。"乌，即乌鸦。喙，鸟嘴。距，鸡爪后方所生之尖突。

[14] 平肾脉来，喘喘累累如钩：张介宾曰："喘喘累累如心之钩，阴中藏阳，而得微石之义，是为肾之平脉。"喘喘累累，形容脉象圆滑连贯。

[15] 引葛：张介宾曰："脉如引葛，坚搏牵连也。按之益坚，石甚不和也。亦石多胃少之义，故曰

肾病。"

[16] 发如夺索，辟辟如弹石：形容脉来急促而
又坚硬，如以指弹石。夺索，争夺绳索。弹石，以指
弹石，坚硬击指。吴崑曰："夺索，两人争夺其索，引
长而坚劲也。辟辟如弹石，石之至也，更无冲和胃气，
是其死征也。"

【提要】

本段主要阐述了四时五脏的平脉、病脉、死脉，
指出其判定的标准是胃气的有无及多少。

【图表解】

表 6-3-2　五脏平病死脉

	平脉	病脉	死脉
心	累累如连珠， 如循琅玕	喘喘连属， 其中微曲	前曲后居， 如操带钩
肺	厌厌聂聂， 如落榆荚	不上不下， 如循鸡羽	如物之浮， 如风吹毛
肝	耎弱招招， 如揭长竿末梢	盈实而滑， 如循长竿	急益劲，如 新张弓弦
脾	和柔相离， 如鸡践地	实而盈数， 如鸡举足	锐坚如乌之喙， 如鸟之距， 如屋之漏， 如水之流
肾	喘喘累累如钩， 按之而坚	如引葛， 按之益坚	发如夺索， 辟辟如弹石

【原文】

6315 尺内^[1]两傍，则季胁^[2]也，尺外以候肾，尺裏以候腹^[3]。中附上^[4]，左^[5]外以候肝，内以候鬲；右^[3]外以候胃，内以候脾。上附上^[4]，右外以候肺，内以候胸中，左外以候心，内以候膻中。前以候前，後以候後^[6]。上竟上^[7]者，胸喉中事也，下竟下^[7]者，少腹腰股膝胫足中事也。

（《素问·脉要精微论》）

【校注】

［1］尺内：即前臂内侧由肘至腕的皮肤。

［2］季胁：又名季肋、软肋。相当于侧胸第十一、第十二软骨部分。

［3］尺外以候肾，尺里以候腹：尺泽部外侧为尺外，尺泽部中间为尺里，即小指侧为尺里，拇指侧为尺外。尺外和尺里分别诊察肾和腹部。下文凡言内外均此。

［4］中附上、上附上：从尺泽至鱼际，分为三段，中即中段，上即上段，上文尺外、尺里为下段。

［5］左、右：指左右手。下文仿此。

［6］前以候前，后以候后：谓尺肤部的前面，即臂内阴经之分，候胸腹部的病；尺肤部的后面，即臂后阳经之分，候背部的病。

［7］上竟上、下竟下：上竟上，上段之尽端，即鱼际部。下竟下，下段之尽端，竟，尽头之意。

【提要】

本段阐述了尺肤诊法。尺肤诊是通过观察、触按尺肤皮肉的大小、缓急、滑涩、坚脆及其温度变化，来诊察疾病的寒热、虚实、表里及脏腑身形的病变部位。尺肤诊法是望诊、切诊的合参诊法，是《内经》创立的特有诊病方法。

【图表解】

表 6-3-3　尺肤候诊分布表

左尺肤			右尺肤		
上竟上			上竟上		
心	上附上	膻中	胸中	上附上	肺
肝	中附上	膈	脾	中附上	胃
肾	腹	季胁	季胁	腹	肾
下竟下			下竟下		

第七章　论治

第一节　论治思想

【原文】

7101 聖人之爲道者，上合於天，下合於地，中合於人事。必有明法，以起度數，法式檢押[1]，乃後可傳焉。故匠人不能釋尺寸而意短長，廢繩墨而起平水也，工人不能置規而爲圓，去矩而爲方。知用此者，固自然之物，易用之教，逆順之常也。

（《靈樞·逆順肥瘦》）

【校注】

[1]法式檢押：取法于式盘检查木柝的方法，指规矩和法则。

【提要】

本段主要阐述了中医诊断疾病就像取法于式盘一样有规律可循。

【图表解】

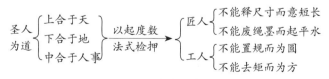

图 7-1-1　诊病需遵循规矩

【原文】

7102 帝曰：其久病者，有氣從不康，病去而瘠，奈何？

岐伯曰：昭乎哉聖人之問也！化不可代[1]，時不可違[2]。夫經絡以通，血氣以從，復其不足[3]，與衆齊同，養之和之，靜以待時，謹守其氣[4]，無使傾移，其形廼彰[5]，生氣以長，命曰聖王。故《大要》曰：無代化，無違時，必養必和，待其來復。此之謂也。

（《素問·五常政大論》）

【校注】

［1］化不可代：自然界的气化不可以人力代之。化，自然界之气化。代，代替。

［2］时不可违：四时阴阳的变化规律不可违背。

［3］复其不足：使不足的正气得到恢复。

［4］谨守其气：谨慎守护真气。

［5］其形乃彰：其形体就可壮健。

【提要】

本文阐述了疾病恢复期人应该顺应运气的交替变化，静养食疗以待正气恢复、疾病康复的思想。

【图表解】

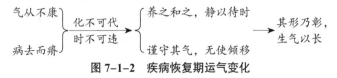

图 7-1-2　疾病恢复期运气变化

【原文】

7103 西北之氣散而寒之[1]，東南之氣收而溫之[2]，所謂同病異治[3]也。故曰：氣寒氣涼，治以寒涼，行水漬之；氣溫氣熱，治以溫熱，強其內守，必同其氣，可使平也。假者反之。

（《素問·五常政大論》）

【校注】

[1] 散而寒之：張介賓："西北氣寒，寒固于外，則熱郁于內，故宜散其外寒，清其內熱。"

[2] 收而溫之：張介賓："東南氣熱，氣泄于外，則寒生于中，故宜收其外泄，溫其中寒。"

[3] 同病異治：同一病症，因地勢導致發病，病機不同，故用不同的治法。

【提要】

此段經文主要闡釋了東南和西北方氣候不同，相同的疾病應採取不同的治法，這是中醫因地制宜思想的體現。

【圖表解】

表 7-1-1　同病異治，因地制宜

地理位置	气候特点	临床表现	治疗方法
西北	气寒	寒固于外，热郁于内	散其外寒，清其内热
东南	气热	气泄于外，寒生于中	收其外泄，温其中寒

【原文】

☆ 7104 黄帝問曰：醫之治病也，一病而治各不同，皆愈何也？

岐伯對曰：地勢[1]使然也。故東方之域，天地之所始生也。魚鹽之地，海濱傍水，其民食魚而嗜鹹，皆安其處，美其食。魚者使人熱中[2]，鹽者勝血[3]，故其民皆黑色疎理[4]，其病皆爲癰瘍，其治宜砭石[5]。故砭石者，亦從東方來。

西方者，金玉之域，沙石之處，天地之所收引[6]也。其民陵居而多風，水土剛強，其民不衣而褐薦，其民華食而脂肥[7]，故邪不能傷其形體，其病生於內。其治宜毒藥[8]，故毒藥者，亦從西方來。

北方者，天地所閉藏[9]之域也。其地高陵居，風寒冰冽，其民樂野處而乳食，藏寒生滿病。其治宜灸焫。故灸焫[10]者，亦從北方來。

南方者，天地所長養[11]，陽之所盛處也。其地下，水土弱，霧露之所聚也，其民嗜酸而食胕[12]，故其民皆致理[13]而赤色，其病攣痹。其治宜微鍼[14]，故九針者，亦從南方來。

中央者，其地平以濕，天地所以生萬物[15]也衆。其民食雜而不勞，故其病多痿厥寒熱，其治宜導引按蹻[16]。故導引按蹻者，亦從中央出也。

故聖人雜合以治，各得其所宜，故治所以異而病皆愈者，得病之情，知治之大體也。

（《素問·異法方宜論》）

【校注】

［1］地势：泛指地理环境诸因素的差异。

［2］热中：热积于内。

［3］盐者胜血：盐味咸，咸入血，多食盐则伤血。

［4］疏理：皮肉腠理疏松。

［5］砭石：古代治疗工具，用石头制成的尖石、石针或扁而有刃的石块。

［6］收引：此指风急气冷。太阳由西而降，气温变冷，古人认为阳气收敛于西方。收，收敛。引，劲急。

［7］华食而脂肥：吃鲜美的酥酪、肉类食物，而致形体肥胖。华，鲜美。

［8］毒药：此泛指能治病的所有药物。

［9］闭藏：北方气候寒冷，万物收藏，因此古人认为北方是阳气闭藏的地方。

［10］灸焫（ruò）：用艾炷灸治。

［11］长养：南方气候炎热，万物生长较快，常年繁茂，因此古人认为南方是阳气长养的地方。

［12］胕：同"腐"。此指经过发酵的食物，如豉、酢、酱之类，也指熟食。

［13］致理：腠理致密。王冰注："酸味收敛，故人皆肉理密致。"后世也有医家认为，此可能是"疏

理"之误。

[14] 微针：指下句中的九针。九针，古代用于针刺治疗的九种针具。

[15] 所以生万物：中央地区气候温和，最适宜万物的生长、繁殖，因此古人认为中央是阳气化生的地方。

[16] 导引按跷：古代用来保健和治病的方法，如气功、按摩、健身操之类。

【提要】

此段经文主要论述了东南中西北五方不同地域的气候不同，人群的生活方式不同，导致其体质和发病不同，从而导致各自的治疗方法不同，是中医"因地制宜"治疗思想的典型体现。

【图表解】

表 7-1-2　异法方宜

地域	地域特点	生活习惯及体质	为病	治法
东方之域	鱼盐之地海滨傍水	食鱼嗜咸民皆黑色疏理	痈疡	砭石
南方之域	阳光所盛处，水土弱雾露之所聚	嗜酸而食胕民皆致理而赤色	挛痹	微针
中央之域	地平以湿	食杂而不劳	多痿厥寒热	导引按跷

续表

地域	地域特点	生活习惯及体质	为病	治法
西方之域	沙石之处	陵居而多风，不衣而褐荐华食而脂肥	生于内	毒药
北方之域	地高陵居风寒冰冽	乐野处而乳食	脏寒生满	灸焫

【原文】

☆7105 用寒遠寒[1]，用涼遠涼，用溫遠溫，用熱遠熱，食宜同法。有假者反常[2]，反是者病。所謂時也。

故曰：無失天信[3]，無逆氣宜[4]，無翼其勝，無贊其復[5]，是謂至治。

（《素問·六元正紀大論》）

【校注】

[1] 用寒远寒：张介宾曰："言用寒药者当远岁气之寒，用凉药者，当远岁气之凉，温热者亦然。凡饮食居处之宜，皆所同法，而岁气当察也。"远，避开。下文"用凉远凉""用温远温""用热远热"，义皆仿此。

[2] 有假者反常：若天气反常，如夏当热而反寒者，则不必拘泥于"用寒远寒""用凉远凉""用温远温""用热远热"用药之说。

［3］无失天信：谓不要延误气候的常时。天信，即主客之气，应时而至。

［4］无逆气宜：谓不要违背六气所宜。

［5］无翼其胜，无赞其复：即不要帮助其胜气，不要增加其复气。

【校注】

此段主要阐述了根据天时气候进行用药的原则，体现了中医因时制宜的治疗法则。

【图表解】

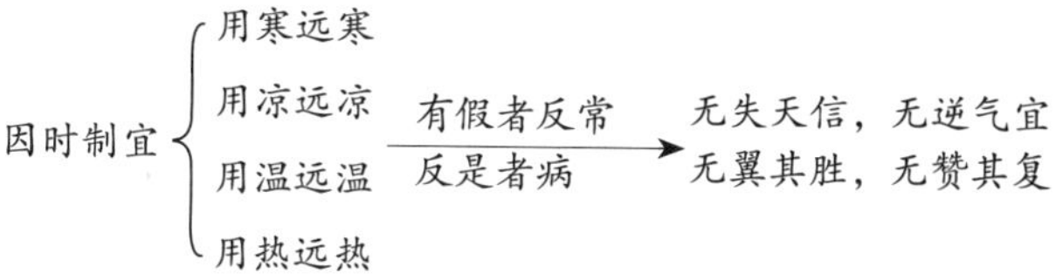

图 7-1-3　因时制宜

【原文】

☆ 7106 夫年長則求之於府[1]，年少則求之於經[2]，年壯則求之於藏[3]。

（《素問·示從容論》）

【校注】

［1］夫年长则求之于腑：张介宾曰："夫年长者每多口味，六腑所以受物，故当求之于腑以察其过。"吴崐："长者甚于味，则伤其腑。"

［2］年少则求之于经：张介宾曰："年少者每忽风

寒劳倦，所受在经，故当求之于经以察其过。"吴崑：
"少者劳于使，则伤其使。"

[3] 年壮则求之于脏：张介宾曰："年壮者多纵房
欲，五脏所以藏精，故当求之于脏以察其虚实。"吴
崑："壮者过于内，则伤其脏。"

【提要】

此段主要阐述了人之年龄不同其体质发病不同，
因此治疗方向也不同的"因人制宜"治疗思想。

【图表解】

$$因人制宜 \begin{cases} 年长则求之于腑 \\ 年少则求之于经 \\ 年壮则求之于脏 \end{cases}$$

图 7-1-4　因人制宜

【原文】

☆ 7107 帝曰：上古聖人作湯液醪醴，爲而不用
何也？

岐伯曰：自古聖人之作湯液醪醴者，以爲備耳，
夫上古作湯液，故爲而弗服也。中古之世，道德稍
衰，邪氣時至，服之萬全。

帝曰：今之世不必已何也？

岐伯曰：當今之世，必齊毒藥攻其中，鑱石鍼
艾治其外也。

帝曰：形弊血盡[1] 而功不立[2] 者何？

☆岐伯曰：神不使^[3]也。

帝曰：何謂神不使？

岐伯曰：鍼石，道也^[4]。精神不進，志意不治^[5]，故病不可愈。今精壞神去，榮衛不可復收，何者？嗜欲無窮，而憂患不止，精氣弛^[6]壞，榮泣衛除^[7]，故神去之而病不愈也。

（《素問·湯液醪醴論》）

【校注】

[1]形弊血尽：指疾病已发展到形体衰败，血气竭尽的程度。弊，败坏。尽，耗竭。

[2]功不立：指治疗时不能见效。

[3]神不使：神是指机体脏腑气血功能作用的整体反应；二指精神意识活动对机体的调节控制作用。神不使，即机体在"形弊血尽"时不能对各种治疗措施作出反应。

[4]针石，道也：针刺、砭石是治疗方法。

[5]精神不进，志意不治：精神衰败，志意不能发挥调节作用。《太素》作"精神越，志意散"。

[6]弛：衰败。

[7]荣泣卫除：营气滞涩，卫气耗散。荣，通"营"。泣，通"涩"。

【提要】

此段主要论述了以脏腑气血为基础的人体之神对治疗效果的影响，强调了人体正气是取得治疗效果的基础。

第七章

353

【图表解】

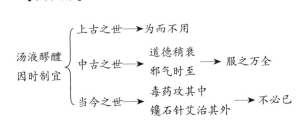

图 7-1-5　因时制宜

【原文】

☆7107 岐伯曰：病爲本，工爲標，標本不得[1]，邪氣不服[2]，此之謂也。

（《素問·湯液醪醴論》）

【校注】

[1] 标本不得：病人和医生不配合，病人的神机衰败不能对治疗措施作出反应。

[2] 服：通"伏"。指邪气不被制伏。

【提要】

此段主要阐述了治疗过程中以病人为本的治疗思想，此不但强调病人和医生的配合，而且强调病人正气在治疗中起到的主要作用。

【图表解】

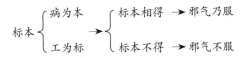

图 7-1-6　标本相得邪气乃服

第二节　治则治法

【原文】

☆ 7201 謹察陰陽所在而調之，以平爲期[1]。正者正治，反者反治[2]。

(《素問·至眞要大論》)

【校注】

[1] 谨察阴阳所在而调之，以平为期：张介宾注："阴阳者，脉有阴阳，证有阴阳，气味有阴阳，经络脏象有阴阳，不知阴阳所在，则以反为正，以逆为从，故宜谨察而调之。以平为期，勿令过也。"

[2] 正者正治，反者反治：张介宾注："若阳经阳证而得阳脉，阴经阴证而得阴脉，是为正病，正者正治，谓当以寒治热，以热治寒，治之正也。若阳经阳证而得阴脉，阴经阴证而得阳脉，是为反病，反者反治，谓当以热治热，以寒治寒，治之反也。"

【提要】

此段主要阐述了中医追求阴阳平和的治疗法则，而具体治法又可以分为正治和反治。

第七章

【图表解】

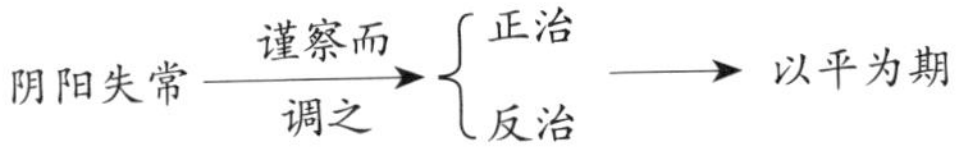

图 7-2-1　以平为期的治疗原则

【原文】

☆ 7202 寒者热之，热者寒之[1]，微者逆之，甚者从之[2]，坚者削之[3]，客者除之[4]，劳者温之[5]，结者散之[6]，留者攻之[7]，燥者濡之[8]，急者缓之[9]，散者收之[10]，损者温之[11]，逸者行之[12]，惊者平之[13]，上之下之[14]，摩之浴之[15]，薄之劫之[16]，开之发之[17]，适事为故[18]。

帝曰：何谓逆从？

岐伯曰：逆者正治，从者反治[19]，从少从多，观其事也。

帝曰：反治何谓？

岐伯曰：热因寒用，寒因热用[20]，塞因塞用，通因通用[21]，必伏其所主，而先其所因[22]，其始则同，其终则异[23]，可使破积，可使溃坚，可使气和，可使必已。

帝曰：善。气调而得者何如？

岐伯曰：逆之从之，逆而从之，从而逆之，疏气令调，则其道也。

帝曰：善。病之中外[24]何如？

岐伯曰：從內之外者，調其內^[25]；從外之內者，治其外；從內之外而盛於外者，先調其內而後治其外；從外之內而盛於內者，先治其外，而後調其內；中外不相及，則治主病^[26]。

（《素問·至眞要大論》）

【校注】

［1］寒者热之，热者寒之：指治寒证用温热法，治热证用寒凉法。

［2］微者逆之，甚者从之：病证单纯，疾病性质与所表现的病象一致，则逆其病象而治；病证复杂，疾病性质与所表现不一致，或有假象，则顺其病象或假象而治。

［3］坚者削之：指体内有坚积之病，如癥块之类，用削伐之法治疗。

［4］客者除之：外邪入侵用驱除病邪的方法治疗。

［5］劳者温之：虚劳类病证用温补法治疗。

［6］结者散之：对气血郁结或痰浊、邪气内结等用消散法治疗。

［7］留者攻之：对病邪留而不去，如留饮、蓄血等，用攻下法治疗。

［8］燥者濡之：对津液耗伤所致的干燥病证，用滋润、濡润之法治疗。

［9］急者缓之：对拘急痉挛之类的病证，当用舒缓法治疗。或对病势急的用缓方、缓药治疗。

〔10〕散者收之：对精气耗散之病，如自汗、滑精等，用收敛法治疗。

〔11〕损者温之：对虚损怯弱之病，用温养补益法治疗。

〔12〕逸者行之：由过度安逸导致气血壅滞不畅，运行迟缓类病证，治宜行气活血法。

〔13〕惊者平之：惊悸不安、精神亢奋类病证，用镇静安神法平抑之。又，惊为平生不见之事物所致，使之习惯以为平常则不觉惊。

〔14〕上之下之：上之，指病邪在上者，用涌吐法使之上越而出。下之，指病邪在下者，用攻下法使之下夺而去。

〔15〕摩之浴之：摩之，指按摩法。浴之，指药物浸洗和水浴法。

〔16〕薄之劫之：用具有侵蚀作用之药治病谓"薄之"。以作用峻猛之方药劫夺邪气的治病方法谓"劫之"。又，劫，指用铤石刺破、切开组织，引流脓血的外科治疗方法。

〔17〕开之发之：开之，指开泄法。发之，指发散法。

〔18〕适事为故：具体选用何法，应该以适应病情为原则。

〔19〕逆者正治，从者反治：张介宾曰："以寒治热，以热治寒，逆其病者，谓之正治。以寒治寒，以

热治热，从其病者，谓之反治。"

［20］热因寒用，寒因热用：程士德《内经讲义》改为"热因热用，寒因寒用"，并注曰："即以热药治疗真寒假热证，以寒药治疗真热假寒证。"据反治法法则及下句"塞因塞用，通因通用"之例。可从。

［21］塞因塞用，通因通用：运用补益固涩的方药治疗正虚所致的胀满闭塞的病证，运用通利泻下的方药治疗邪实下利病证。

［22］必伏其所主，而先其所因：张介宾曰："伏其所主者，制病之本也。先其所因者，求病之由也。"

［23］其始则同，其终则异：以热药治病象之热，寒药治病象之寒，开始用药与疾病的病象似乎相同，但其实质药性与疾病性质相反。

［24］病之中外：内伤病与外感病的关系。

［25］从内之外者，调其内：病在内脏而波及肌表，当先治内脏病。

［26］中外不相及，则治主病：疾病属内伤外感不相关者，治其主要病证。

【校注】

此段主要论述了中医治疗的正治法和反治法。正治适用于病情比较单纯，疾病本质与症状表现相一致的病证。反治法是针对真虚假实、真实假虚、真寒假热、真热假寒这些复杂病情而采取的治疗措施。临床诊治疾病时，要注重辨析疾病内在本质与外在症象的关系，分清真假，采取相应的治疗措施。

【图表解】

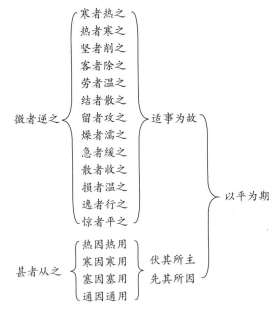

图 7-2-2　正治法和反治法

【原文】

7203 帝曰：善。方制君臣何謂也？

岐伯曰：主病之謂君，佐君之謂臣，應臣之謂使，非上下三品之謂也。

帝曰：三品[1]何謂？

岐伯曰：所以明善惡之殊貫[2]也。

（《素問·至眞要大論》）

【校注】

［1］三品：张介宾："言药性善恶，故有上中下之殊。神农云：上药为君，主养命以应天；中药为臣，主养性以应人；下药为佐使，主治病以应地。故在本草经有上中下三品之分，此所谓善恶之殊贯也。"

［2］善恶之殊贯：王冰："此明药善恶不同性用也。"张志聪："谓药有毒无毒之分。"马莳："殊贯者，异等也。"

【提要】

此段主要论述了药物在方剂中所起到的作用，以君臣使为搭配的方剂配伍结构，并与以药物功效作为分类依据的君臣使上中下三品药物分类法进行了比较和区分。

【图表解】

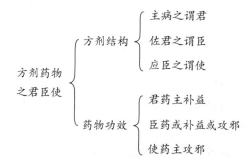

图 7-2-3　方剂和药物的君臣使分类对比

第七章

【原文】

7204 帝曰：氣有多少，病有盛衰，治有緩急，方有大小，願聞其約[1]奈何？

岐伯曰：氣有高下[2]，病有遠近[3]，證有中外，治有輕重，適其至所爲故[4]也。《大要》曰：君一臣二，奇之制也；君二臣四，偶之制也；君二臣三，奇之制也；君二臣六，偶之制也。故曰：近者奇之，遠者偶之，汗者不以奇，下者不以偶[5]，補上治上制以緩，補下治下制以急[6]，急則氣味厚，緩則氣味薄，適其至所，此之謂也。病所遠而中道氣味之者[7]，食而過之，無越其制度也。是故平氣之道[8]，近而奇偶，制小其服[9]也。遠而奇偶，制大其服[9]也。大則數少，小則數多。多則九之，少則二之。奇之不去則偶之，是謂重方。偶之不去，則反佐以取之[10]，所謂寒熱溫涼，反從其病也。

（《素問·至眞要大論》）

【校注】

[1] 约：要约，引申为规律、准则。

[2] 气有高下：气，人体脏腑之气；高下，指脏腑部位的上下。

[3] 远近：指病的远近、深浅。

[4] 适其至所为故：治疗要让药物的气味达到病所，这是最根本的要求。

[5] 汗者不以奇，下者不以偶：汗法治疗表浅之

病，当以奇方，下法治疗深远之病，当以偶方，此处
"汗者不以奇，下者不以偶"与前句"近者奇之，远
着偶之"矛盾，故《素问释义》疑"汗者不以奇，下
者不以偶"中"奇""偶"二字误倒。《素问吴注》《类
经》均作"汗者不以偶，下者不以奇"。

〔6〕补上治上制以缓，补下治下制以急：病在上，
不论用补法还是其他方法治疗，都适合缓方；病在下，
不论用补法还是其他方法治疗都适合急方。

〔7〕病所远而中道气味之者，食而过之：如病变
部位离胃部较远，病位在上者先食而后药，病位在下
者先药而后食。

〔8〕平气之道：平，平调；气，气血；道，准则。

〔9〕小其服、大其服：张志聪曰："大服小服者，
谓分两之轻重也。大则宜数少而分两多，盖气味专而
能远也；小则宜于数多而分两少，盖气分则力薄而不
能远达矣。"

〔10〕反佐以取之：谓在用寒药治疗热证时可用少
量热药反佐配伍，热药治疗寒证时可用少量寒药反佐
配伍。

【提要】

此段主要阐述了奇方、偶方、急方、缓方、大方、
小方、重方等七方的配伍原理及其运用。

【图表解】

表 7-2-1　七方的内涵及其应用

方名	配伍	应用
奇方	药味数为奇数	病位近、浅表者
偶方	药味数为偶数	病位深远者
急方	气味厚药力猛	病情危急或下焦病
缓方	气味薄药力缓	病情轻缓或上焦病
小方	药味多剂量小	药性散，不峻烈，治疗较近部位疾病
大方	药味少剂量大	药性专，力量强，治疗较远部位疾病
重方	奇偶并用	病情复杂，病势严重的疾病

【原文】

☆7205 帝曰：論言治寒以熱，治熱以寒，而方士不能廢繩墨[1]而更其道也。有病熱者，寒之而熱；有病寒者，熱之而寒，二者皆在，新病復起，奈何治？

岐伯曰：諸寒之而熱者取之陰[2]，熱之而寒者取之陽[3]，所謂求其屬[4]也。

（《素問·至眞要大論》）

【校注】

[1] 绳墨：本指木工制作木器用的墨线，现比喻规矩、准绳。

〔2〕寒之而热者取之阴：由阴虚而引起的发热证，用苦寒药泄热而热不退，当用补阴法治疗。王冰曰："壮水之主，以制阳光。"

〔3〕热之而寒者取之阳：因阳虚而引起的寒证，用辛热药散寒而寒不去，当用补阳法治疗。王冰曰："益火之源，以消阴翳。"

〔4〕求其属：谓推求疾病本质属于阴或属于阳。

【提要】

该文主要论述了虚寒虚热证的辨证方法，治热以寒，治寒以热是治疗实寒实热的常法，但阳气不足的虚寒证与阴气不足的虚热证，用常法治疗其寒其热则不能见效，需补阳以制阴或滋阴以制阳，才能使阴阳协调。

【图表解】

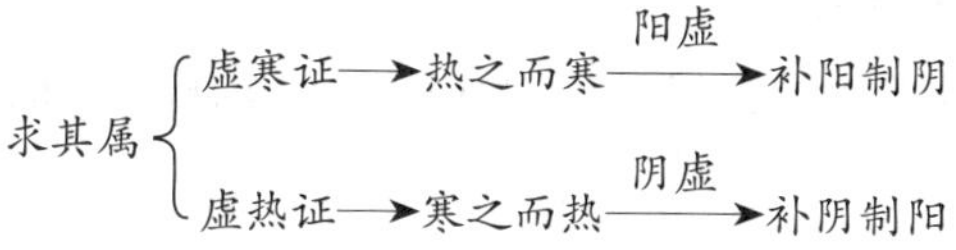

图 7-2-4　虚寒虚热证的治疗

【原文】

7205 帝曰：善。服寒而反热、服热而反寒，其故何也？

岐伯曰：治其王气^[1]，是以反也。

帝曰：不治王而然者何也？

第七章

岐伯曰：悉乎哉问也！不治五味属也。夫五味入胃，各归所喜，故酸先入肝，苦先入心，甘先入脾，辛先入肺，咸先入肾，久而增气，物化之常也[2]。气增而久，夭之由也[3]。

（《素问·至真要大论》）

【校注】

［1］王气：王，同"旺"，旺气，就是五行当旺主令之气。

［2］久而增气，物化之常也：言药物是补偏救弊的，药味积久便能增长该脏之气，而起到治疗作用，这是药物在体内发挥治疗作用的正常现象。

［3］气增而久，夭之由也：张介宾："气增而久，则藏有偏盛。藏有偏盛，则必有偏绝矣，此致夭之由也。"

【提要】

此段主要论述了药物五味各入五脏，五味偏嗜日久会损伤五脏之气，甚至导致死亡。

【图表解】

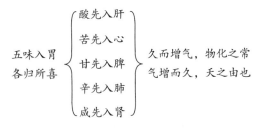

图 7-2-5 五味对人体五脏的双重作用

【原文】

7206 帝曰：其主病[1]何如？

岐伯曰：司岁备物，则无遗主[2]矣。

帝曰：先岁[3]物何也？

岐伯曰：天地之专精[4]也。

帝曰：司气者何如？

岐伯曰：司气者主岁同，然有余不足[5]也。

帝曰：非司岁物何谓也？

岐伯曰：散也，故质同而异等[6]也。气味有薄厚，性用有躁静，治保有多少[7]，力化有浅深[8]。此之谓也。

（《素问·至真要大论》）

【校注】

[1]主病：此指司岁之气不同，药材生长的天然气味有别，因而主病有差异。

[2]司岁备物，则无遗主：张介宾："天地之气，每岁各有所司，因司气以备药物，则主病者无遗矣。"

[3]先岁：《新校正》云："详'先岁'疑作'司岁'。"据上下文皆言"司岁"。可参。

[4]天地之专精：谓按照岁气所采备的药物，其气味纯厚。

[5]司气者主岁同，然有余不足：司岁气与司岁运的药材相同，但有太过和不及的区别。张介宾曰："司气，即上文五运之司气也。主岁，即上文司天在泉

之主岁也。运之于气，所主皆同，但五太之运为有余，五少之运为不及，而物性之禀有厚薄矣。"

[6]散也，故质同而异等：非司岁的药物，其气散而药力不专，药材形质相同但药性有差异。

[7]治保有多少：药物用于治病保真的作用，有多少的差异。

[8]力化有浅深：药力、药效有大小的差异。

【提要】

此段主要论述了岁运和岁气对药材质地和性能的影响，为采药时间的确定提供了理论依据，从而为中医治疗疾病药物的质量提供了保障。

【图表解】

运气与药物性味功效关系 { 先岁物者天地之专精   非司岁物者散也，质同而异等   司气者主岁同，有余不足 } 气味有薄厚，性用有躁静，治保有多少，力化有浅深

图 7-2-6　运气与药物性味功效关系

【原文】

☆7207 故曰：病之始起也，可刺而已[1]；其盛，可待衰而已。故因其轻而扬之[2]，因其重而减之[3]，因其衰而彰之[4]。形不足者，温之以气；精不足者，补之以味[5]。其高者，因而越之[6]；其下者，引而竭之[7]；中满者，泻之於内[8]；其有

邪者，漬形以爲汗[9]；其在皮者，汗而發之；其慓悍者，按而收之[10]；其實者，散而寫之[11]。審其陰陽，以別柔剛[12]，陽病治陰，陰病治陽[13]，定其血氣，各守其鄉[14]，血實宜決之[15]，氣虛宜掣引[16]之。

（《素問·陰陽應象大論》）

【校注】

[1]已：痊愈。

[2]因其轻而扬之：疾病初起，病邪轻浅，可采用轻扬宣散之法驱邪外出。

[3]因其重而减之：病情重着，难以速去，可采用逐渐衰减之法。

[4]因其衰而彰之：邪去正衰，用补益法使正气复彰。

[5]形不足者，温之以气；精不足者，补之以味：张介宾："以形精言，则形为阳，精为阴；以气味言，则气为阳，味为阴……故形不足者，阳之衰也，非气不足以达表而温之；精不足者，阴之衰也，非味不足以实中而补之。"

[6]其高者，因而越之：病在膈上的，要用吐法治疗，使病邪随涌吐而出。

[7]其下者，引而竭之：病在下的，要用疏导泻利的方法治疗。引，疏导。

[8]中满者，泻之于内：中焦痞满，用辛开苦降

第七章

法，以通畅气机，消散病邪。

〔9〕其有邪者，渍形以为汗：病邪留滞体表的患者，可用药液浸泡其身，用来发汗为治。

〔10〕其慓悍者，按而收之：邪气急猛者，要抑制、制伏邪气。按，抑制。收，收敛，制伏。

〔11〕其实者，散而泻之：表实宜散，里实宜泻。实，即实证。

〔12〕柔刚：指柔药、刚药。李中梓："审病之阴阳，施药之柔刚。"

〔13〕阳病治阴，阴病治阳：阴盛阳虚者温阳祛寒，阳盛阴虚者滋阴泻火。阳病，阳盛或阳虚；阴病，阴盛或阴虚。治阴，祛寒或养阴；治阳，温阳或泻火。

〔14〕定其血气，各守其乡：张介宾："病之或在血分，或在气分，当各察其处而不可乱也。"乡，部位、范围。

〔15〕血实宜决之：谓血分邪气盛实，应该用放血的方法治疗。实，指邪盛。一说指瘀血。亦通。

〔16〕引：指升提补气之法。

【提要】

此段阐明了中医因势利导的治疗法则及其具体治法。

【图表解】

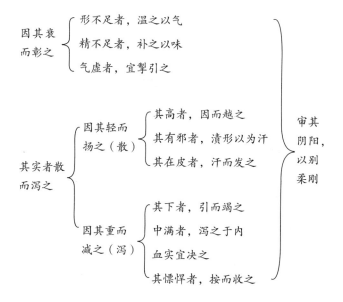

图 7-2-7　因势治疗思想

【原文】

7208 能毒[1]者以厚藥，不勝毒者以薄藥，此之謂也。氣反者[2]，病在上，取之下[3]；病在下，取之上；病在中，傍取之[4]。

（《素問·五常政大論》）

【校注】

[1] 能毒：指身体壮实能够耐受气猛味厚，作用峻猛的药物。能，通"耐"。毒，泛指药性猛烈的药物。

〔2〕气反者：指病变的原发部位与表现部位相反的情况。张介宾曰："本在此，而标在彼也。"

〔3〕病在上，取之下：指疾病的原发部位在下，而疾病的症状表现反见于上者，宜治其下。

〔4〕病在中，傍取之：马莳曰："盖病在于中，而经脉行于左右，则或灸或刺或熨或按，皆当取之于旁也。"

【提要】

本文阐释了根据体质能否胜毒选择药物，体现了因人制宜的治疗思想。同时论述了在疾病原发部位与表现部位相反的情况下，治病必求于病本的治疗思想。

【图表解】

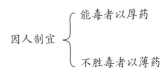

图 7-2-8　因人制宜用药

气反者求病本 ├ 病在上，取之下
├ 病在下，取之上
└ 病在中，傍取之

图 7-2-9　气反者求病本

【原文】

7209 帝曰：有毒無毒，服有約乎？

岐伯曰：病有久新，方有大小，有毒無毒，固宜常制[1]矣。大毒治病，十去其六；常毒治病，十去其七；小毒治病，十去其八；無毒治病，十去其九。穀肉果菜，食養盡之，無使過之，傷其正也。不盡，行復如法[2]，必先歲氣，無伐天和[3]，無盛盛，無虛虛[4]，而遺人夭殃，無致邪，無失正[5]，絕人長命。

（《素問·五常政大論》）

【校注】

［1］有毒无毒，固宜常制：张介宾："药性有大毒、常毒、小毒、无毒之分，去病有六分、七分、八分、九分之约者。盖以治病之法，药不及病，则无济于事；药过于病，则反伤其正，而生他疾矣。故当知约制，而进止有度也。"

［2］不尽，行复如法：张介宾："如此而犹有未尽，则再行前法以渐除之，宁从乎慎也。"

［3］必先岁气，无伐天和：治疗疾病时必须首先了解当年岁气的盛衰变化，才能补泻得当，不致违背天时而伤害人体的平和之气。岁气，即当年司天在泉之气的情况。伐，伤害。

［4］无盛盛，无虚虚：不能犯实证用补法及虚证用泻法的错误。盛盛，岁气太过之年发生的有余之证

（实证）而用滋补药，使其重实。虚虚，岁气不及之年发生的不足之证（虚证）而用攻伐药，使其重虚。

［5］无致邪，无失正：致邪，实证误补，助长邪气。失正，虚证误泻，损伤正气。

【提要】

本文阐述了药物治病的法度，强调了气候变化对疾病的影响以及用饮食调养的准则。

【图表解】

用药法度
- 大毒治病，十去其六
- 常毒治病，十去其七
- 小毒治病，十去其八
- 无毒治病，十去其九

→ 谷肉果菜食养尽之　无使过之伤其正也

图 7-2-10　用药法度

【原文】

7210 五味所禁[1]：辛走氣，氣病無多食辛[2]；鹹走血，血病無多食鹹[3]；苦走骨，骨病無多食苦[4]；甘走肉，肉病無多食甘[5]；酸走筋，筋病無多食酸[6]。是謂五禁，無令多食。

（《素問·宣明五氣》）

【校注】

［1］禁：避免和禁忌的意思。

［2］辛走气，气病无多食辛：吴崑曰："辛，阳也，气亦阳也，同气相求，故辛走气，辛主发散，气

弱者食之，故气益虚耗矣，故在所禁。"走，入之意。

［3］咸走血，血病无多食咸：咸入肾，水盛则克心火，心主血脉，故血病多食咸易伤心，影响血脉运行，加重病情。

［4］苦走骨，骨病无多食苦：吴崑曰："苦，阴也，骨，亦阴也，气同则入，故苦走骨。骨得苦则阴益甚，骨重而难举矣。"

［5］甘走肉，肉病无多食甘：甘入脾，脾主肉，过食甘易壅滞脾胃之气，使湿浊内盛，泛溢肌肉腠理而为肿，故肉病多甘味易加重病情。

［6］酸走筋，筋病无多食酸：酸入肝，肝主筋，筋病多见拘急痉挛之症，酸味收敛，多食易加重筋病的症状。

【提要】

此段主要阐述了五味禁忌及其原因。

【图表解】

表 7-2-2　五味所入五脏及对应禁忌之病

五味	所入之脏	所禁之病
辛	肺	气病
咸	肾	血病
苦	心	骨病
甘	脾	肉病
酸	肝	筋病

第七章

【原文】

☆ 7211 肝欲散，急食辛以散之，用辛補之，酸寫之[1]。

心欲奰，急食鹹以奰之，用鹹補之，甘寫之[2]。

脾欲緩，急食甘以緩之，用苦寫之，甘補之[3]。

肺欲收，急食酸以收之，用酸補之，辛寫之[4]。

腎欲堅，急食苦以堅之，用苦補之，鹹寫之[5]。

（《素問·藏氣法時論》）

【校注】

[1] 肝欲散……酸泻之：张介宾注："木不宜郁，故欲以辛散之。顺其性为补，逆其性为泻，肝喜散而恶收，故辛为补、酸为泻。"

[2] 心欲软……甘泻之：张介宾注："心火太过则为躁越，故急宜食咸以软之。盖咸从水化，能相济也。"

[3] 脾欲缓……甘补之：张介宾注："脾贵充和温厚，其性欲缓，故宜食甘以缓之。脾喜甘而恶苦，故苦为泻，甘为补也。"

[4] 肺欲收……辛泻之：高世栻注："肺病则气散，故肺欲收。治之之法，当急食酸味以收之，酸主收也。肺气散而欲收，收之即所以补之，故用酸补之。酸收为补，则辛散为泻，故辛泻之。"

[5] 肾欲坚……咸泻之：张介宾注："肾主闭藏，气贵周密，故肾欲坚，宜食苦以坚之也。苦能坚，故

为补，咸能软坚，故为泻。"

【提要】

此段主要论述了肝心脾肺肾五脏之特性及其五味补泻之法。

【图表解】

表 7-2-3　根据五脏所欲的五脏补泻治疗法则

五脏所欲	用药原则（顺其性为补，逆其性为泻）
肝欲散	急食辛以散之，用辛补之，酸泻之
心欲软	急食咸以软之，用咸补之，甘泻之
脾欲缓	急食甘以缓之，用苦泻之，甘补之
肺欲收	急食酸以收之，用酸补之，辛泻之
肾欲坚	急食苦以坚之，用苦补之，咸泻之

【原文】

☆ 7212 肝苦急，急食甘以缓之[1]。

心苦缓，急食酸以收之[2]。

脾苦湿，急食苦以燥之[3]。

肺苦气上逆，急食苦以泄之[4]。

肾苦燥，急食辛以润之[5]，开腠理，致津液，通气也。

（《素问·藏气法时论》）

【校注】

[1] 肝苦急，急食甘以缓之：肝为刚脏，在志为

第七章

怒，过怒则气急而肝伤；肝藏血，主筋，肝病多致筋脉拘急、痉挛。甘味性缓，可缓急止痛，以柔制刚，缓解肝之急。苦，痛苦，苦于。张介宾注："肝为将军之官，其志怒，其气急，急则自伤，反为所苦，故宜食甘以缓之，则急者可平，柔能制刚也。"《新校正》引全元起注："肝苦急，是其气有余。"

［2］心苦缓，急食酸以收之：心在志为喜，过喜则气缓，心气涣散不收。酸味主收，故以酸收敛心气。张介宾注："心藏神，其志喜，喜则气缓而心虚神散，故宜食酸以收之。"

［3］脾苦湿，急食苦以燥之：脾主运化水湿，脾病则湿不化，外湿亦通于脾，湿胜易困脾。苦能燥湿，故以苦味治之。张介宾注："脾以运化水谷，制水为事，湿盛则反伤脾土，故宜食苦温以燥之。"

［4］肺苦气上逆，急食苦以泄之：肺气以降为顺，肺病多气逆，发为咳喘之病。苦味能泄，故用苦味降逆以通泄肺气。马莳注："然肺苦气上逆，惟性苦者可以泄逆，宜食苦者以泄之。"

［5］肾苦燥，急食辛以润之：肾为水脏，以燥为苦。辛味能行能散，化气行津，故肾燥可以辛药润之。张介宾注："肾者水脏，藏精者也。肾病者苦燥，故宜食辛以润之。盖辛从金化，水之母也。其能开腠理、致津液者，以辛能通气也。水中有真气，唯辛能达之，气至水亦至，故可以润肾之燥。"

【提要】

此段主要论述了肝心脾肺肾五脏的病变特点及五味调和之法。

【图表解】

表 7-2-4　根据五脏所苦的五脏用药法则

五脏所苦	用药原则
肝苦急	急食甘以缓之
心苦缓	急食酸以收之
脾苦湿	急食苦以燥之
肺苦气上逆	急食苦以泄之
肾苦燥	急之辛以润之，开腠理，致津液，通气也

【原文】

7213 毒藥[1]攻邪，五穀爲養[2]，五果爲助[3]，五畜爲益[4]，五菜爲充[5]，氣味合而服之，以補精益氣。此五者，有辛酸甘苦鹹，各有所利[6]，或散或收，或緩或急，或堅或耎，四時五藏，病隨五味所宜也。

（《素問·藏氣法時論》）

【校注】

[1] 毒药：药物之统称，与今之毒药概念不同。药物性味各有所偏，这种药性之偏，古人称之为"毒性"。

［2］五谷为养：王冰言："谓粳米、小豆、麦、大豆、黄黍也。"吴崑言："养正气也。"

［3］五果为助：王冰言："谓桃、李、杏、栗、枣也。"吴崑言："助其养也。"

［4］五畜为益：王冰言："谓牛、羊、豕、鸡、犬也。"吴崑言："有补益也。"

［5］五菜为充：王冰言："谓葵、藿、薤、葱、韭也。"充，充实于脏腑。

［6］各有所利：指五味对五脏分别具有扶正祛邪的作用。杨上善言："五味各有所利，利五藏也。"

【提要】

此段主论述了通过药物攻邪和饮食五味调养扶正之法达到补养精气、促进康复的目的。

【图表解】

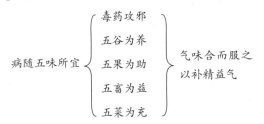

图 7-2-11　病随五味所宜

【原文】

7214 黄帝问曰：妇人重身[1]，毒之[2]如何？

岐伯曰：有故^[3]無殞，亦無殞^[4]也。

帝曰：願聞其故何謂也？

岐伯曰：大積大聚，其可犯也，衰其大半而止，過者死。

（《素問·六元正紀大論》）

【校注】

[1]重身：妇女怀孕者，以其身中有身，故曰"重身"。

[2]毒之：就是用峻利药治疗。毒，即药性峻利，反应比较剧烈的药物。

[3]故：本意为原因、根由。此引申为"病"。

[4]殞：死亡，坠落。此作损伤。

【提要】

此段主要阐述了孕妇有病和积聚病使用峻烈药物时的法度，其中孕妇生病用药遵循"有故无殒，亦无殒"的法则，而积聚病使用峻烈药物需要"衰其大半而止"。

【图表解】

峻烈药物的用药法度 { 妇人重身，有故无殒，亦无殒

大积大聚，其可犯也，衰其大半而止

图 7-2-12　峻烈药物的用药法度

第七章

【原文】

7215 黄帝问曰：病有标本[1]，刺有逆从[2]奈何？

岐伯对曰：凡刺之方，必别阴阳[3]，前后[4]相应，逆从得施，标本相移[5]。故曰：有其在标而求之于标，有其在本而求之于本，有其在本而求之于标，有其在标而求之于本。故治有取标而得者，有取本而得者，有逆取而得者，有从取而得者。故知逆与从，正行无问，知标本者，万举万当，不知标本，是谓妄行[6]。

（《素问·标本病传论》）

【校注】

[1] 病有标本：先病为本，后病为标；病因为本，病证为标。

[2] 刺有逆从：针刺治疗有逆治有从治。逆治为病在标治本，病在本治标；从治为病在本治本，在标治标。张介宾："逆者，谓病在本而刺其标，病在标而刺其本。从者，病在本而刺其本，病在标而刺其标也。"逆从，下文同义。

[3] 必别阴阳：张介宾："阴阳，二字，所包者广，如经络时令气血疾病，无所不在。"

[4] 前后：张志聪："谓有先病后病也。"

[5] 标本相移：指本病与标病的治疗先后次序没

有固定，可以相互转移治疗方法，急则治标，缓者治本。吴崑："刺者，或取于标，或取于本，相互移易。"

[6]妄行：指盲目治疗，无的放矢。

【提要】

此段主要论述了把握疾病的先后标本，并根据标本进行逆从治疗的重要性。

【图表解】

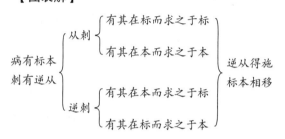

图 7-2-13　病有标本，刺有逆从

【原文】

☆7216 先病而後逆者治其本[1]，先逆而後病者治其本[2]，先寒而後生病者治其本，先病而後生寒者治其本[3]，先热而後生病者治其本，先热而後生中满者治其标[4]，先病而後泄者治其本，先泄而後生他病者治其本，必且调之，乃治其他病。先病而後生中满者治其标，先中满而後烦心者治其本。人有客气，有同气[5]。小大不利治其标[6]，小大利治其本[7]。病發而有馀，本而标之，先治其本，後治其標[8]；病發而不足，標而本之，先治其標，後治其本[9]。謹察間甚，以意調之[10]，間者并行，甚者獨行[11]。先小大不利而後生病者治其本。

（《素問·標本病傳論》）

【校注】

［1］先病而后逆者治其本：先病为本，后逆为标，应治疗本病为先。逆，在此指气血的逆乱。

［2］先逆而后病者治其本：先逆为本，后病为标，应先治疗气血逆乱的本。

［3］先寒而后生病者治其本，先病而后生寒者治其本：张介宾："有因寒热而生为病者，有因病而生为寒热者，但治其所因之本原，则后生之标病，可不治而自愈矣。"

［4］先热而后生中满者治其标：若因热而生中满时，虽然中满为标，但需要先治疗中满。张介宾："盖以中满为病，其邪在胃。胃者，脏腑之本也，胃满则药食之气不能行，而脏腑皆失其所禀，故先治此者，亦所以治本也。"下文"先病而后生中满者治其标"同理。

［5］人有客气，有同气：《新校正》："按全元起本'同'作'固'。"当从。客气，即指新受之邪气，固气，即原本在体内之邪气。先受病为本，后受病为标，则客气为标，固气为本。

〔6〕小大不利治其标：大小便不通利。吴崑："小大二便不利，危急之候也，虽为标，亦先治之。"小大，指大小便。

〔7〕小大利治其本：凡病大小便通利的情况，应该先治疗本病。

〔8〕病发而有余，本而标之，先治其本，后治其标：邪气伤人发为正气有余的实证，应先治其邪气，后治其本。

〔9〕病发而不足，标而本之，先治其标，后治其本：邪气伤人发为正气不足的虚证，应先治其正虚，后治其邪气。

〔10〕谨察间甚，以意调之：谨慎地观察病情的轻重深浅，细心辨别标本先后，然后用合适的治疗方法治疗。间，指病情轻浅。甚，指病情深重。下同。

〔11〕间者并行，甚者独行：指病情轻浅，可以标本兼顾，而病情深重时，治疗手段应专一，不可兼治。

【提要】

此段主要阐述了中医标本治则的具体应用，是指导中医治疗的重要法则。

第七章

【图表解】

标本治则的应用
- 急则治标
  - 小大不利治其标
  - 先热而后生中满者治其标
  - 先病而后生中满者治其标
- 缓则治本
  - 先病而后逆者治其本；先逆而后病者治其本
  - 先寒而后生病者治其本；先病而后生寒者治其本
  - 先热而后生病者治其本；先中满而后烦心者治其本
  - 先病而后泄者治其本；先泄而后生他病者治其本
- 标本先后
  - 病发而有余，本而标之，先治其本，后治其标
  - 病发而不足，标而本之，先治其标，后治其本
- 标本兼治——间者并行
- 标本单治——甚者独行

图 7-2-14　标本治则的应用

【原文】

7217 夫心藏神，肺藏氣，肝藏血，脾藏肉，腎藏志，而此成形。志意通[1]，內連骨髓，而成身形五藏[2]。五藏之道，皆出於經隧，以行血氣，血氣不和，百病乃變化而生，是故守經隧[3]焉。

（《素問·調經論》）

【校注】

[1]志意通：五脏气血通畅，五脏所藏神志发挥正常作用。志意，在此指五脏神志。

[2]内连骨髓，而成身形五脏：五脏气血通畅，神志正常发挥作用，在内与骨髓联系，在外发挥身形和五脏的作用。

[3]守经隧：保持经脉的畅通。守，固守。经隧，气血通行的道路。

【提要】

此段主要阐述了疾病大多是由于五脏气血不和导致，因此治疗五脏疾病主要是从五脏经脉入手。

【图表解】

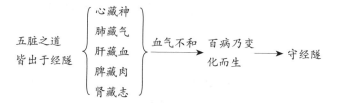

五脏之道
皆出于经隧

心藏神
肺藏气
肝藏血
脾藏肉
肾藏志

血气不和 → 百病乃变化而生 → 守经隧

图7-2-15　守经隧治疗五脏气血病变

【原文】

7218 故鍼有懸布[1]天下者五，黔首[2]共餘食[3]，莫知之也。一曰治神[4]，二曰養身[5]，三曰知毒藥爲真[6]，四曰制砭石小大，五曰知藏府血氣之診。

（《素問·寶命全形論》）

【校注】

［1］悬布：公布的意思。

［2］黔首：秦代对百姓的称呼。

［3］余食：据《新校正》注，全元起本作"饱食"，言黔首（老百姓）饱食终日而不知针道之妙。

［4］治神：指专精于心，不妄动乱。神乱不清，则必伤五脏，因此，欲为针者，先须治神，五神各安其脏，则健康长寿。

［5］养身：《太素》"身"作"形"。

［6］知毒药为真：指了解药物的性能，以配合针治。为，通"伪"，假。

【提要】

此段主要阐述了进行针刺治疗必须掌握的五方面知识与技术。

【图表解】

用针要求 ｛
治神：精神专一
养身：了解养身之道
知毒药为真：熟悉药物的真正性能
制砭石小大：知道制作砭石的大小
知脏腑血气之诊：懂得脏腑血气的诊断方法

图 7-2-16　针刺治疗需要掌握的五方面要求

【原文】

7219 黄帝问曰：用鍼之服[1]，必有法则焉，今何法何则？

岐伯對曰：法天則地，合以天光。

帝曰：願卒聞之。

岐伯曰：凡刺之法，必候日月星辰四時八正之氣[2]，氣定乃刺之。是故天溫日明，則人血淖[3]液而衛氣浮，故血易寫，氣易行；天寒日陰，則人血凝泣而衛氣沉。月始生則血氣始精，衛氣始行；月郭[4]滿，則血氣實，肌肉堅；月郭空，則肌肉減，經絡虛，衛氣去，形獨居。是以因天時而調血氣也。是以天寒無刺，天溫無疑[5]。月生無寫，月滿無補，月郭空無治，是謂得時而調之。因天之序，盛虛之時，移光定位，正立而待之[6]。故曰：月生而寫，是謂藏虛；月滿而補，血氣揚溢，絡有留血[7]，命曰重實；月郭空而治，是謂亂經。陰陽相錯，眞邪不別，沉以留止，外虛內亂[8]，淫邪乃起。

（《素問·八正神明論》）

【校注】

[1] 服：王冰曰："服，事也。"

[2] 八正之气：马莳曰："八正之正气也，四立、二分、二至，曰八正。"

[3] 淖：润泽。

[4] 月郭：月亮的轮廓。

[5] 疑：《素问注证发微》作"凝"。可参。

　　[6]移光定位，正立而待之：即观察日光之迁移和月相之盈亏，以测定岁时。王冰曰："候日迁移，定气所在，南面正立，待气至而调之也。"

　　[7]络有留血：《太素》作"经有留血"。可参。

　　[8]外虚内乱：指因卫气不足于外，邪气内侵，导致正气乱于内。

【提要】

　　此段主要论述了天时和月相影响人体气血分布，因此针刺治疗时必须要法天则地，合以天光。

【图表解】

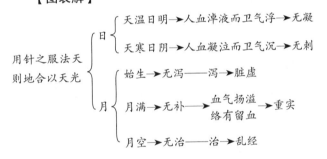

图 7-2-17　法天则地，合以天光的针刺治疗法则

【原文】

　　7220黄帝曰：逆顺五體者，言人骨節之小大，肉之堅脆，皮之厚薄，血之清濁，氣之滑澀，脈之長短，血之多少，經絡之數。余已知之矣，此皆布衣匹夫之士也。夫王公大人，血食之君，身體柔脆，肌肉軟弱，血氣慓悍滑利[1]。其刺之徐疾，淺深多

少，可得同之乎？

岐伯答曰：膏粱菽藿之味，何可同也。氣滑即出疾，其氣澀則出遲，氣悍則針小而入淺，氣澀則針大而入深，深則欲留，淺則欲疾。以此觀之，刺布衣者深以留之，刺大人者微以徐之，此皆因氣慓悍滑利也。

（《靈樞·根結》）

【校注】

［1］血气慓疾滑利：气血运行快速迅猛。

【提要】

此段主要论述了布衣匹夫和王公大人气血运行状态不同，因此其针刺治疗方法也不同，是因人制宜在针刺治疗中的体现。

【图表解】

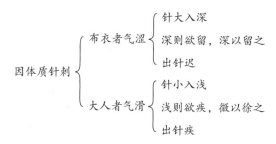

图 7-2-18　因体质而针刺的治则

【原文】

7221 帝曰：陰與陽并，血氣以并，病形以成，刺之奈何？

岐伯曰：刺此者，取之經隧。取血於營，取氣於衛[1]。用形哉[2]，因四時多少高下[3]。

（《素問·調經論》）

【校注】

[1]取血于营，取气于卫：血病深刺，气病浅刺。

[2]用形哉：根据形体长短肥瘦等针刺。

[3]因四时多少高下：根据四时阴阳不同发病不同而针刺。

【提要】

此段主要阐述了根据四时阴阳和体质而针刺的治疗法则。

【图表解】

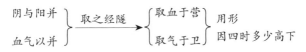

图7-2-19　血气以并的针刺治则

【原文】

7222 往古人居禽獸之間，動作以避寒，陰居以避暑，內無眷慕之累，外無伸宦之形。此恬憺之世，邪不能深入也。故毒藥不能治其內，鍼石不能治其外，故可移精祝由[1]而已。

當今之世不然，憂患緣其內，苦形傷其外，又失四時之從，逆寒暑之宜，賊風數至，虛邪朝夕，内至五藏骨髓，外伤空窍肌肤，所以小病必甚，大病必死，故祝由不能已也。

（《素问·移精变气论》）

【校注】

［1］移精祝由：转移精神，祝说病由。

【提要】

此段主要阐述了时代不同人群的体质不同，发病不同，因此其治疗方式也不同。

【图表解】

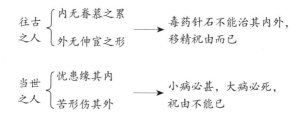

图7-2-20　不同时代治疗方式不同

第八章　摄生

【原文】

☆ 8001 黃帝問於岐伯曰：願聞人之始生，何氣築爲基，何立而爲楯，何失而死，何得而生？

岐伯曰：以母爲基，以父爲楯[1]；失神[2]者死，得神者生也。

黃帝曰：何者爲神？

岐伯曰：血氣已和，榮衛已通，五藏已成，神氣舍心，魂魄畢具，乃成爲人[3]。

（《靈樞·天年》）

【校注】

[1] 以母为基，以父为楯（shǔn）：人体胚胎的形成，以母血做基础，以父精做遮蔽与捍卫，阴阳相互作用，促进其发育成长。基，基础，物质。楯，《说文》云："阑槛也。"即栏杆，引申为遮蔽和捍卫。

[2] 神：即神机，此指生命力。

[3] 血气已和，荣卫已通，五脏已成，神气舍心，魂魄毕具：营卫气血周流全身，五脏六腑初形成，则神随之产生，藏于心，魂魄之类的也随之形成。

【提要】

此段主要阐述了人体生命的形成赖于父母精血的结合，而神是生命形成的标志，故谓之"失神者死，得神者生也"。

【图表解】

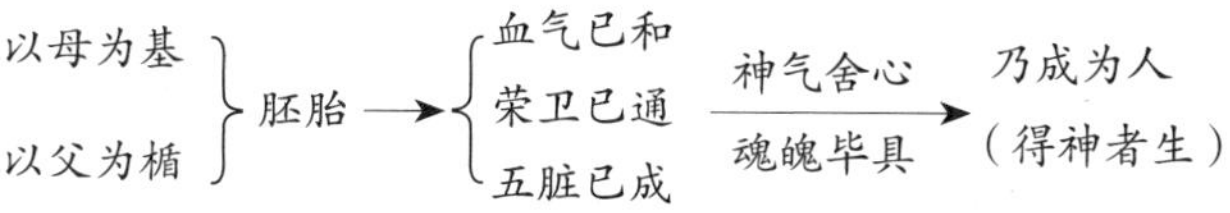

$$
\left.\begin{array}{l}
\text{以母为基}\\
\text{以父为楯}
\end{array}\right\}\text{胚胎}\longrightarrow\left\{\begin{array}{l}
\text{血气已和}\\
\text{荣卫已通}\\
\text{五脏已成}
\end{array}\right.\xrightarrow[\text{魂魄毕具}]{\text{神气舍心}}\begin{array}{l}
\text{乃成为人}\\
\text{（得神者生）}
\end{array}
$$

图 8-0-1　生命化生过程

【原文】

8002 黄帝曰：人之寿夭各不同，或夭寿，或卒死，或病久，愿闻其道。

岐伯曰：五藏坚固，血脉和调，肌肉解利[1]，皮肤缉密，营卫之行不失其常，呼吸微徐，气以度行[2]，六府化穀，津液布扬，各如其常，故能长久。

黄帝曰：人之寿百岁而死，何以致之？

岐伯曰：使道[3]隧以长，基墙高以方[4]，通调营卫[5]，三部三里起[6]，骨高肉满，百岁乃得终。

【校注】

[1] 肌肉解利：指肌肉分理之间滑润，气血运行通利。

[2] 气以度行：指营卫气血运行与呼吸次数保持常度。杨上善曰："呼吸定息，气行六寸，以循度数，日夜百刻。"

　　[3] 使道：马莳曰："使道者，水沟也。俗云人中。"即人中沟。又，杨上善曰："使道，谓是鼻空使气之道。"即鼻孔。可参。

　　[4] 基墙高以方：指面部骨骼肌肉方正丰满。

　　[5] 通调营卫：指营卫气血通调，表现为面色红润，光泽有神。

　　[6] 三部三里起：指面部上、中、下三部分，分别以额角、鼻准、下颌为标志。里，处，地方。起，高起而不平陷。

【图表解】

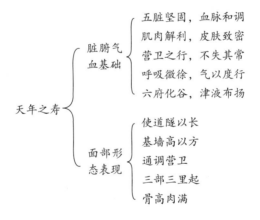

图 8-0-2　寿终天年的原因

【原文】

8003 黄帝曰：其氣之盛衰，以至其死，可得聞乎？

岐伯曰：人生十歲，五藏始定，血氣已通，其氣在下[1]，故好走[2]；二十歲，血氣始盛肌肉方長，故好趨[2]；三十歲，五藏大定，肌肉堅固，血脈盛滿，故好步[2]；四十歲，五藏六府十二經脈，皆大盛以平定，腠理始疎[3]，榮華頹落[4]，髮頗斑白[5]，平盛不搖[6]，故好坐；五十歲，肝氣始衰，肝葉始薄，膽汁始減[7]，目始不明；六十歲，心氣始衰，苦[8]憂悲，血氣懈惰[9]，故好臥；七十歲，脾氣虛，皮膚枯[10]；八十歲，肺氣衰，魄離[11]，故言善悞；九十歲，腎氣焦[12]，四藏經脈空虛；百歲，五藏皆虛，神氣皆去，形骸[13]獨居而終矣。

（《靈樞·天年》）

【校注】

[1]其气在下：先天精气藏于肾，自下而升，人生十岁，此气始盛，是生长发育的开端，故云"其气在下"。马莳："其气在下，气盛于足之六经也。"

[2]好走、好趋、好步：《说文》段注："《释名》曰：徐行曰步，疾行曰趋，疾趋曰走。"走，跑，跑步，跑动。趋，快步行走。步，行走。此谓稳步行走。

[3]腠理始疏：腠理，指皮肤肌肉、脏腑的纹理。疏，指疏松。意谓皮肤肌肉、脏腑纹理开始疏松。

[4]荣华颓落：心主血，其华在面，气血旺盛则面色红润。四十岁后，人体由盛转衰，气血开始衰弱，故面色衰老。

［5］发颇斑白：即头发花白。颇，《太素》作"鬓"。斑白，黑白相间，俗称花白。

［6］平盛不摇：已盛到一定限度，不再发展。平盛，发育到极限。摇，动也。不摇，即性情稳定，不好动之意。

［7］灭:《太素》与《甲乙经》中均作"减"。

［8］苦:《太素》作"喜"。

［9］血气懈惰：血气运行无力，营运不畅，四肢得不到足够营养，因而倦怠而好卧。

［10］皮肤枯:《甲乙经》作"皮肤始枯"，下有"故四肢不举"。

［11］魄离:《甲乙经》作"魂魄离散"。

［12］肾气焦：即肾所藏先天精气枯竭。焦，枯竭的意思。

［13］形骸：即身体。

【提要】

此段主要阐述了以"十岁"为周期的人体生长壮老已的生命规律，分别论述了各阶段的精、气、神变化及相应的外部表现特征。

【图表解】

表 8-0-1　寿终天年的过程

	年龄	脏腑气血	形体活动
生长 发育期	10	五脏始定，血气已通，其气在下	好走
	20	血气始盛	肌肉方长，好趋
壮盛期	30	五脏大定，血脉盛满	肌肉坚固，好步
	40	脏腑经脉大盛而平定	腠理始疏，发鬓斑白，平盛不摇，好坐
衰老期	50	肝气始衰，肝叶始薄，胆汁始减	目始不明
	60	心气始衰，苦忧悲，血气懈惰	好卧
	70	脾气虚	皮肤枯
	80	肺气衰，魄离	言善误
	90	肾气焦，四脏经脉空虚	—
	100	五脏皆虚，神气皆去	形骸独居而终

【原文】

☆ 8004 昔在黄帝，生而神灵，弱而能言，幼而徇齐，长而敦敏，成而登天。廼问於天师曰：余闻上古之人，春秋皆度百岁，而动作不衰；今时之人，年半百而動作皆衰者，時世異耶？人將失之耶？

岐伯曰：上古之人，其知道[1]者，法於陰陽[2]，和於術數[3]，食飲有節，起居有常，不妄作勞[4]，故能形與神俱，而盡終其天年[5]，度百歲乃去。今時之人不然也，以酒爲漿，以妄爲常，醉以入房，以欲竭其精，以耗散其真，不知持滿[6]，不時御神，務快其心，逆於生樂，起居無節，故半百而衰也。

(《素問·上古天眞論》)

【校注】

[1]知道：知，掌握；道，合于自然的养生原则和方法。

[2]法于阴阳：效法自然界阴阳的变化调整人身的阴阳。

[3]和于术数：即适当地运用各种养生方法。和，使符合。术数，指养生方法，诸如导引、按蹻、吐纳、房中等。张介宾注："修身养性之法。"

[4]不妄作劳：劳作不违背常度。

[5]天年：自然的寿数。

[6]持满：保持体内精气的充盈。

【提要】

此段主要通过古今之人生命状态的对比，阐述了上古之人的养生方法，以及违背养生方法导致早衰的后果。

【图表解】

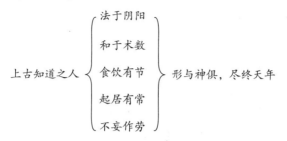

图 8-0-3 上古之人的养生方法

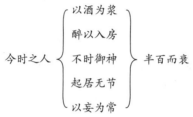

图 8-0-4 今时之人半百而衰的原因

【原文】

☆8004 夫上古聖人之教下也，皆謂之虛邪賊風[1]，避之有時，恬惔虛無[2]，眞氣[3]從之，精神內守，病安從來。是以志閑而少欲，心安而不懼，形勞而不倦，氣從以順[4]，各從其欲，皆得所願。故美[5]其食，任其服，樂其俗，高下不相慕，其民故曰樸。是以嗜欲不能勞其目，淫邪不能惑其心，愚智賢不肖，不懼於物[6]，合於道，所以能年皆度百歲而動作不衰者，以其德全不危也[7]。

（《素問·上古天眞論》）

【校注】

[1] 虚邪贼风：四时不正之邪风。王冰注："邪趁虚入，是谓虚邪。窃害中和，谓之贼风。"

[2] 恬惔虚无：恬，安静。惔，通"淡"，淡泊，朴素。此指精神宁静安适。

[3] 真气：人体正气，与致病邪气相对。

[4] 气从以顺：真气调达和顺。

[5] 美：意动用法，以……为美。下句"乐"字用法同此，意为"以……为乐"。

[6] 不惧于物：不受外物所惊动。

[7] 德全不危：对养生之道深有所得而真气充盛，故可免受内外邪气的侵害。

【提要】

此段主要阐述了外避虚邪贼风和内调精神情志的养生原则。

【图表解】

$$养生原则\begin{cases} 虚邪贼风，避之有时 \\ 恬惔虚无，真气从之 \end{cases}\left.\right\}\begin{array}{l}精神内守，\\病安从来\end{array}$$

图 8-0-5　养生原则

【原文】

☆ 8005 帝曰：人年老而無子者，材力[1]盡邪？將天數[2]然也？

岐伯曰：女子七歲腎氣盛，齒更髮長。二七而天癸[3]至，任脈通，太衝脈盛，月事以時下，故有子。三七腎氣平均[4]，故真牙[5]生而長極。四七筋骨堅，髮長極，身體盛壯。五七陽明脈衰，面始焦，髮始墮。六七三陽脈衰於上，面皆焦，髮始白。七七任脈虛，太衝脈衰少，天癸竭，地道不通[6]，故形壞而無子也。

丈夫八歲腎氣實，髮長齒更。二八腎氣盛，天癸至，精氣溢寫，陰陽和，故能有子。三八腎氣平均，筋骨勁強，故真牙生而長極。四八筋骨隆盛，肌肉滿壯。五八腎氣衰，髮墮齒槁。六八陽氣衰竭於上，面焦，髮鬢頒白。七八肝氣衰，筋不能動。八八天癸竭，精少，腎藏衰，形體皆極，則齒髮去。

腎者主水[7]，受五藏六府之精而藏之，故五藏盛，乃能寫。今五藏皆衰，筋骨解墮，天癸盡矣，故髮鬢白，身體重，行步不正，而無子耳。

(《素問·上古天眞論》)

【校注】

[1] 材力：精力。

[2] 天数：自然赋予的寿数。杨上善注："天命之数也。"

[3] 天癸：人体肾中精气充盛到一定阶段产生的促进生殖功能发育、成熟的精微物质。

[4] 肾气平均：指肾气达到最高水平，平和而充盛。张介宾注："充满之谓。"

[5] 真牙：即智齿。

[6]地道不通：指女子生殖功能消失，月经绝止。

[7]肾者主水：此指肾主藏精的功能。

【提要】

此段主要以"男八"和"女七"为节律论述了肾气盛衰与男女生长发育衰老以及生殖功能变化的规律。

【图表解】

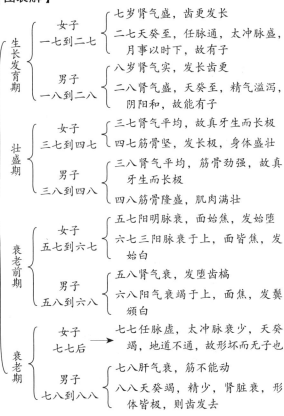

图 8-0-6　人体生长壮老的自然过程

【原文】

8005 帝曰：有其年已老，而有子者，何也？

岐伯曰：此其天寿过度，气脉常通，而肾气有余也。此虽有子，男不过尽八八，女不过尽七七，而天地之精气[1]皆竭矣。

帝曰：夫道者年皆百数，能有子乎？

岐伯曰：夫道者能却老而全形[2]，身年虽寿，能生子也。

（《素问·上古天真论》）

【校注】

[1] 天地之精气：男女天癸的精气。这里的天地理解为男女。

[2] 却老而全形：避免衰老而保全形体。却老，使年老推迟到来，也就是避免衰老。全形，吴崑："谓全真不漏，形藏不坏也。"

【提要】

此段主要阐述了年老能生子的原理在于其达到的养生境界。

【图表解】

年老而有子 { 天寿过度，气脉常通，肾气有余
道者能却老而全形

图 8-0-7　年老而有子的原理

【原文】

8006 黄帝曰：余聞上古有眞人[1]者，提挈天地[2]，把握陰陽，呼吸精氣，獨立守神[3]，肌肉若一[4]，故能壽敝天地[5]，無有終時，此其道生[6]。

中古之時，有至人[7]者，淳德全道[8]，和於陰陽，調於四時，去世離俗[9]，積精全神，遊行天地之間，視聽八達之外[10]，此蓋益其壽命而強者也，亦歸於眞人。

其次有聖人[11]者，處天地之和，從八風[12]之理，適嗜欲於世俗之間，無恚嗔[13]之心，行不欲離於世，被服章[14]，舉不欲觀於俗，外不勞形於事，內無思想之患，以恬愉爲務[15]，以自得爲功[16]，形體不敝，精神不散，亦可以百數。

其次有賢人者，法則天地[17]，象似日月[18]，辯列星辰[19]，逆從[20]陰陽，分別四時，將從上古合同於道，亦可使益壽而有極時。

（《素問·上古天眞論》）

【校注】

[1] 真人：修真得道之人。

[2] 提挈天地，把握阴阳：把握天地阴阳的运化规律。

[3] 独立守神：独立，超然独处，不受世俗干扰。守神，自我调控精神，使之内守而不外驰。

[4] 肌肉若一：谓肌肤始终不变，永不衰老。

［5］寿敝天地：与天地同寿。

［6］道生：因行为合乎养生之道而长生。

［7］至人：在养生上的道行仅次于"真人"。

［8］淳德全道：品德淳朴敦厚，全面掌握养生之道。

［9］去世离俗：避开世俗习气的干扰。

［10］视听八达之外：精神驰骋于广阔之宇宙，耳目远通于八荒之外。

［11］圣人：在养生上的道行又仅次于"至人"而能够活到数百岁的人。

［12］八风：四方（东、南、西、北）和四隅（东南、西南、西北、东北）之风。

［13］恚嗔：愤怒，怨恨。

［14］被服章：穿着华美的衣服。

［15］恬愉为务：把恬惔愉悦作为自己的追求。

［16］以自得为功：把自感适意作为事业有成的标志。

［17］法则天地：效法天地阴阳变化的规律。

［18］象似日月：依据日月盈亏隐现的规律而养生。

［19］辩列星辰：辨别星辰位次转移而顺应之以养生。辩，通"辨"。列，位次。

［20］逆从：偏义复词，偏"从"义，顺从，适应。

【提要】

此段主要阐述了不同时代不同养生方法所取得的不同的养生境界，带有浓厚的道家色彩。

【图表解】

不同时代的养生境界

- 上古真人
  - 提挈天地，把握阴阳；呼吸精气，独立守神；肌肉若一 → 寿敝天地，无有终时
- 中古至人
  - 淳德全道，和于阴阳；调于四时，去世离俗；积精全神，游行天地之间，视听八达之外 → 益其寿命而强，亦归于真人
- 其次圣人
  - 处天地之和，从八风之理，适嗜欲于世俗之间，无恚嗔之心；行不欲离于世，举不欲观于俗；外不劳形于事，内无思想之患；以恬愉为务，以自得为功 → 形体不敝，精神不散，亦可以百数
- 其次贤人
  - 法则天地，象似日月；辩列星辰，逆从阴阳；分别四时 → 将从上古合同于道，可使益寿而有极时

图 8-0-8　不同时代的养生境界

【原文】

☆ 8007 春三月，此謂發陳[1]。天地俱生，萬物以榮，夜臥早起，廣步[2]於庭，被[3]髪緩形，

以使志生[4]；生而勿殺，予而勿奪，賞而勿罰，此春氣之應，養生之道也。逆之則傷肝，夏爲寒變[5]，奉長者少。

夏三月，此謂蕃秀[6]。天地氣交[7]，萬物華實，夜臥早起，無厭於日，使志無怒，使華英[8]成秀，使氣得泄，若所愛在外，此夏氣之應，養長之道也。逆之則傷心，秋爲痎瘧[9]，奉收者少，冬至重病。

秋三月，此謂容平[10]。天氣以急，地氣以明，早臥早起，與雞俱興[11]，使志安寧，以緩秋刑[12]，收斂神氣，使秋氣平，無外其志，使肺氣清，此秋氣之應，養收之道也。逆之則傷肺，冬爲飧泄[13]，奉藏者少。

冬三月，此謂閉藏[14]。水冰地坼[15]，無擾乎陽，早臥晚起，必待日光，使志若伏若匿，若有私意，若已有得，去寒就溫，無泄皮膚，使氣亟奪，此冬氣之應，養藏之道也。逆之則傷腎，春爲痿厥[16]，奉生者少。

（《素問·四氣調神大論》）

【校注】

［1］发陈：推陈出新。发，草木发芽。陈，敷陈，草木枝叶舒展。

［2］广步：缓步、漫步之意。

［3］被：通"披"，披散，散开，解开。

［4］以使志生：使人的情志宣发舒畅。

［5］寒变：阳气虚损的寒性病变。

［6］蕃秀：草木繁茂，华美秀丽。蕃，茂盛。秀，华美。

［7］天地气交：天地阴阳之气，上下交通结合。

［8］华英：指草木的花叶，这里比喻人的神气。

［9］痎疟：疟疾的总称。

［10］容平：容貌平定。

［11］兴：即起床，此指作息。

［12］秋刑：深秋（霜降后）的肃杀之气。

［13］飧泄：水谷杂下，完谷不化的泄泻。

［14］闭藏：生机潜伏，阳气内藏。

［15］坼（chè）：裂开。

［16］痿厥：四肢枯痿，软弱无力而逆冷。

【提要】

此段主要阐述了春夏秋冬四时的气候物候变化特点，以及顺应四时阴阳以养生的具体方法，并指出了违背四时阴阳可能发生的病变。

【图表解】

表 8-0-2　四时养气调神

		春三月	夏三月	秋三月	冬三月
天地		发陈	蕃秀	容平	闭藏
		天地俱生 万物以荣	天地气交 万物华实	天气以急 地气以明	水冰地坼 无扰乎阳
人	起居 作息	夜卧早起	夜卧早起 无厌于日	早卧早起 与鸡俱兴	早卧晚起 必待日光
	形体 锻炼	广步于庭 被发缓形	使气得泄 若所爱在外	使秋气平, 使肺气清, 以缓秋刑	去寒就温 无泄皮肤
	精神 调养	以使志生	使志无怒	使志安宁, 收敛神气, 无外其志	使志若伏 若匿, 若有 私意, 若已 有得
	养生 目的	养生之道	养长之道	养收之道	养藏之道
	失养 后果	伤肝, 夏 为寒变, 奉长者少	伤心, 秋 为痎疟, 奉收者少	伤肺, 冬 为飧泄, 奉藏者少	伤肾, 春为 痿厥, 奉生 者少

【原文】

☆ 8008 逆春氣則少陽不生，肝氣內變。逆夏氣則太陽不長，心氣內洞；逆秋氣則太陰不收，肺氣焦滿；逆冬氣則少陰不藏，腎氣獨沉[1]。

夫四時陰陽者，萬物之根本也。所以聖人春夏養陽，秋冬養陰，以從其根[2]，故與萬物沉浮於生長之門。逆其根，則伐其本，壞其真矣。

故陰陽四時者，萬物之終始也，死生之本也，逆之則災害生，從之則苛疾不起，是謂得道。道者，聖人行之，愚者佩[3]之。從陰陽則生，逆之則死；從之則治，逆之則亂。反順爲逆，是謂內格[4]。

8009 是故聖人不治已病治未病[5]，不治已亂治未亂，此之謂也。夫病已成而後藥之，亂已成而後治之，譬猶渴而穿井，鬭而鑄錐，不亦晚乎！

（《素問·四氣調神大論》）

【校注】

[1]独沉：指肾气不固，精气遗泄。

[2]以从其根：顺从四时阴阳生长收藏的变化。

[3]佩：通"悖"，指违背、相悖。

[4]内格：指违背四季阴阳所致的在体内阴阳与自然界的阴阳相阻隔。

[5]治未病：未病先防，这里主要指养生。

【提要】

阐述了违背四时养生的后果，提出"春夏养阳，秋冬养阴"的原则，以及预防为主的"治未病"思想。

【图表解】

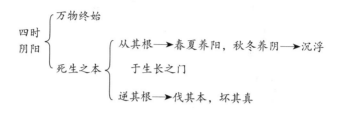

图 8-0-9　顺四时阴阳养生

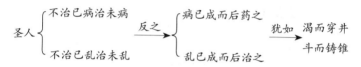

图 8-0-10　治未病思想

逆四时阴阳
{
逆春气——少阳不生，肝气内变
逆夏气——太阳不长，心气内洞
逆秋气——太阴不收，肺气焦满
逆冬气——少阴不藏，肾气独沉
}

图 8-0-11　逆四时阴阳之病变

【原文】

8010 黄帝曰：便其相逆者奈何[1]？

岐伯曰：便此者，食飲衣服，亦欲適寒温，寒無悽愴，暑無出汗。食飲者，熱無灼灼，寒無滄滄，寒温中適，故氣將持。乃不致邪僻[2]也。

（《靈樞·師傳》）

【校注】

［1］便其相逆者奈何：杨上善曰："谓适于口则害于身，违其心而利于体者奈何。"

［2］邪僻：泛指邪气。

【提要】

本段主要论述了起居养生中衣服、饮食寒温得当对于养护人体之气的重要性。文中指出衣服、饮食都要寒温适中，是"中和"思想在中医养生中的体现。

【图表解】

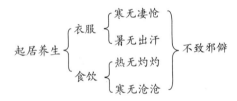

$$\text{起居养生}\begin{cases} \text{衣服}\begin{cases} \text{寒无凄怆} \\ \text{暑无出汗} \end{cases} \\ \text{食饮}\begin{cases} \text{热无灼灼} \\ \text{寒无沧沧} \end{cases} \end{cases}\text{不致邪僻}$$

图 8-0-12　饮食起居养生